PARIS. — TYPOGRAPHIE HENNUYER, RUE DU BOULEVARD DES BATIGNOLLES, 7.

DE

L'ACTION THÉRAPEUTIQUE

DES EAUX-BONNES

DANS

LA PHTHISIE PULMONAIRE

MÉMOIRE

PRÉSENTÉ A LA SOCIÉTÉ MÉDICALE D'HYDROLOGIE

Séance du 5 mars 1860

(M. LE DOCTEUR H. BOURDON, *rapporteur*)

PAR

ÉDOUARD CAZENAVE,

Docteur en médecine de la Faculté de Paris,

Membre de la Société médicale d'hydrologie de Paris et des Sociétés médicales
de Toulouse, Nantes et Bordeaux, etc.,

Médecin aux Eaux-Bonnes.

PARIS

LABÉ, LIBRAIRE DE LA FACULTÉ DE MÉDECINE,

PLACE DE L'ÉCOLE-DE-MÉDECINE, 4.

1860

DE

L'ACTION THÉRAPEUTIQUE

DES EAUX-BONNES

DANS

LA PHTHISIE PULMONAIRE

MESSIEURS,

Dans un travail remarquable de précision et de netteté, où les considérations pratiques abondent, votre honorable vice-président, M. Pâtissier, entretint, il y a quelque temps (séance du 7 décembre 1857), votre Société d'une des plus délicates questions de l'hydrologie médicale, je veux parler du *traitement de la phthisie pulmonaire par les eaux minérales*. La parole du savant observateur ne resta pas sans écho, vous vous le rappelez, et des communications intéressantes à divers degrés, relatives à ce point d'hydriatrie, furent faites par plusieurs membres de la Société. Parmi elles je mentionnerai, comme se liant plus particulièrement au sujet de ce travail, celles de MM. de Puisaye, Niepce, Lambron et Rotureau, et l'exposé succinct et substantiel par lequel votre honorable secrétaire général, M. Durand-Fardel, résuma cette discussion scientifique.

Le vif intérêt que souleva ce problème d'hydrothérapie, si souvent débattu, si diversement interprété, et sur

1

lequel planent encore, pour quelques-uns, le doute et l'incertitude, me fait espérer que vous voudrez accueillir avec quelque bienveillance ces considérations de nature essentiellement clinique, basées sur des observations recueillies avec la plus scrupuleuse exactitude et relatées avec la plus consciencieuse fidélité.

Du reste, je dois le dire, le scepticisme en quelque sorte réactionnel et systématique qui tend à se révéler depuis quelque temps au sein de votre Société, tantôt contre la valeur diagnostique des signes plesso-stéthoscopiques pathognomoniques de la tuberculisation pulmonaire (séance du 7 mars 1859), tantôt contre les propriétés curatives de certaines eaux minérales en général, et particulièrement des Eaux-Bonnes (séance du 1er février 1858), dans le traitement de cette redoutable maladie, me faisait un devoir de répondre par la voix des faits et de l'observation aux doutes étranges, et aux assertions purement gratuites, à l'absolutisme desquelles une expérience suffisante est loin de prêter un sérieux appui.

Les Eaux-Bonnes ont-elles une action spécifique réelle, directe, dans le traitement de la phthisie pulmonaire, en général, et sur le tubercule en particulier? Quelles sont les conditions morbides qui réclament ou contre-indiquent leur application?

Exclusivement renfermé dans les limites de l'observation clinique, j'ai demandé la solution de ce problème hydriatrique à une expérience de dix années acquise sur les lieux mêmes, et la réponse se trouve tout entière dans les faits que j'ai l'honneur de vous soumettre. Les quarante-cinq observations que j'ai consignées dans ce mémoire sont choisies dans un recueil de six cents cas environ de phthisie pulmonaire observés aux Eaux-Bonnes à toutes les périodes de la maladie, et sous ses différentes formes, dans le courant des dix années qui viennent de s'écouler. Quelque monotone et fastidieuse qu'en puisse être l'énumération, je n'hésite pas à les relater ici, dans l'espoir qu'ils raffermiront les convictions des uns, ébranlées peut-être par les assertions erronées, tout en ramenant à de plus justes proportions la confiance des autres, égarée par un opticisme exagéré.

Convaincu, comme mon honorable confrère le docteur Spengler, qu'en bonne hydrologie il vaut mieux circonscrire que chercher à étendre le cercle des attributions de la médication thermale, je me suis efforcé dans ce travail de restreindre dans ses véritables limites les prétentions thérapeutiques des Eaux-Bonnes, en assignant à leurs applications toute la précision que m'a suggérée l'observation clinique.

Il serait à désirer que tous les médecins attachés aux différentes stations thermales fussent plus pénétrés de cette vérité. Dès lors, mieux renseignés sur le mode d'action des eaux minérales, mieux éclairés sur les avantages ou les dangers que chacune d'elles peut offrir dans telle ou telle maladie, les médecins qui exercent loin des sources minérales ne seraient plus exposés à donner aux malades qui viennent les consulter sur le choix d'une source une direction fausse et bien souvent dangereuse.

Observation I. — *Phthisie pulmonaire à forme torpide. — Tubercules crus. — Hémoptysies antérieures. — Guérison.* —M. H***, né dans le Languedoc, vingt-huit ans, taille élevée, système musculaire mou, relâché, peau blanche et fine, cheveux fins et châtains, système nerveux peu développé, habituellement triste: tempérament lymphatique, constitution affaiblie. Issu de parents non tuberculeux; il a un frère très-vigoureux.

Brusquement transporté du Midi sous le climat bru-

meux de l'Alsace, obligé de se livrer à des travaux fati-
gants, de surveiller les travaux d'une usine, ce jeune
homme contracta une série de bronchites, qui, mal soignées, aboutirent à développer un engorgement tuberculeux du poumon droit, dont la manifestation fut précédée de deux hémoptysies assez abondantes. Il n'a jamais eu de maladies syphilitiques, et avait joui, jusqu'à
l'époque de son arrivée en Alsace, d'une excellente
santé.

Il se présente à ma consultation, aux Eaux-Bonnes,
en juin 1850, d'après le conseil de M. le docteur Andrieu. Il existe de la maigreur, de la faiblesse, de l'a-
battement; la peau est chaude, le pouls est fébrile le
soir, le sommeil est agité, la toux est sèche, quinteuse,
l'expectoration salivaire.

En avant, à droite, sous la clavicule, et en arrière,
fosse sus et sous-épineuse, le bruit inspiratoire est court
et rude, l'expectoration est prolongée. Il existe une bronchophonie manifeste, et à l'inspiration l'oreille perçoit
des craquements secs et nombreux; râles sibilants et
sonores disséminés dans l'arbre aérien. La percussion
donne sous la clavicule droite, et en arrière, une matité
prononcée relative; dyspnée.

Les Eaux-Bonnes sont administrées à doses fragmentées et progressivement croissantes, et sont parfaitement
tolérées. La médication sulfureuse est suivie pendant
deux saisons consécutives, la première de vingt-cinq
jours, la deuxième de dix-sept, et amène les modifications
suivantes :

Le bruit inspiratoire a perdu de sa dureté et de sa
sécheresse, et a gagné en durée. L'expiration est moins
appréciable et moins prolongée. Les craquements ont
complétement disparu avec la toux et les râles bronchiques.

La matité n'existe plus, et la seule différence entre les deux sommets consiste dans un léger manque d'élasticité à droite.

L'état général a suivi la même marche, l'embonpoint est revenu avec les forces; le pouls est moins fréquent, plus plein. Le mouvement fébrile n'a plus reparu. M. H*** passe l'hiver suivant dans le Midi, sans que le moindre accident se manifeste. L'amélioration continue. Au printemps, il retourne en Alsace, où il reprend ses travaux. J'ai su depuis que sa guérison ne s'était pas démentie.

OBSERVATION II. — *Phthisie pulmonaire à forme éréthique.* — *Tubercules crus.* — *Mort.* — Mlle C***, née en Vendée, âgée de trente ans, taille peu élevée, système osseux bien développé, système musculaire amaigri et grêle; peau blanche, fine et très-sèche, pores contractés, facultés intellectuelles très-vives, impressionnabilité excessive. Constitution frêle, tempérament nerveux. A son arrivée aux Eaux-Bonnes, sur l'avis de M. le docteur Lamoureux, les règles sont extrêmement peu abondantes et leur apparition très-douloureuse; bruit de souffle au cœur et aux carotides. Il existe un état chloro-anémique prononcé. Les fonctions digestives sont perturbées; la malade se plaint de flatuosités, de gonflements et d'un sentiment de brûlure à l'estomac après les repas. La santé de cette demoiselle a commencé à présenter des troubles sérieux deux années avant, et l'appareil digestif a été le premier perturbé dans ses fonctions. Il y a six mois, une hémoptysie assez légère a eu lieu et a été suivie d'une toux sèche et quinteuse, avec dyspnée et douleur oppressive.

J'examine Mlle C*** en juin 1851. La cage thoracique est étroite, les clavicules sont aplaties, les omoplates saillantes. Une matité très-appréciable se révèle aux deux sommets, mais d'une manière plus marquée à droite, et sous la clavicule, vibration vocale plus sensible à la palpation à droite et au sommet qu'à gauche ; le bruit inspiratoire est rude, sec et court, l'expiration prolongée, des râles de craquements secs nombreux se mêlent à quelques bulles humides, et se révèlent aux deux sommets ; la bronchophonie est intense, plus marquée à droite et en avant ; la toux est fréquente, sèche, fatigante, surtout la nuit. L'expectoration est difficile, parfois seulement salivaire et parfois mêlée à des grumeaux grisâtres. La malade est extrêmement oppressée et faible ; la peau est sèche, le pouls petit, fréquent ; quelques sueurs nocturnes partielles.

L'eau minérale est administrée à doses extrêmement faibles, et semble être tolérée les premiers jours. Vers la fin de la deuxième semaine, il se manifeste des signes non équivoques d'intolérance ; suspension pendant huit jours (lait d'ânesse avec eau de laurier-cerise), amélioration légère ; la toux a diminué ; la médication sulfureuse est reprise. Le dix-septième jour, nouvelle protestation de la part de l'organisme. Exaspération de tous les symptômes thoraciques et réapparition des sueurs nocturnes avec fièvre.

Le bruit respiratoire est plus rude et plus saccadé, les craquements secs ont disparu presque en partie et sont remplacés par du râle sous-crépitant, des craquements humides nombreux et plus étendus ; la bronchophonie tend à se transformer en quelques points en pectoriloquie. Quelques râles à timbre clair (râle cavernuleux de M. Hirtz) m'annoncent le commencement de formation de quelques petites cavernes ; la matité, primitivement bornée au sommet, s'étend en arrière jusqu'au niveau de l'angle inférieur de l'omoplate droite. Dans ce point, il existe des craquements secs nombreux, avec bronchophonie et respiration rude et sèche.

Mlle C*** quitte les Eaux-Bonnes dans un état alarmant. Elle succombe deux mois après.

OBSERVATION III. — *Phthisie pulmonaire à forme torpide.* — *Tubercules crus.* — *Guérison.* — M. C***, trente ans, né en Bretagne, arrivé aux Eaux-Bonnes en juin 1851, sur l'avis de M. le docteur Lafon. Taille peu élevée, poitrine étroite, membres grêles, système musculaire atrophié. Peau fine, blanche et sèche; les doigts longs; extrémités digitales présentant l'incurvation ungulaire hippocratique (*clubbed fingers*); maigreur extrême; abattement profond; constitution frêle; tempérament lymphatique. Quoique délicat, M. C*** a toujours joui d'une assez bonne santé. Issu de parents vigoureux, des fatigues de tout genre ont été la cause initiale et déterminante de la lésion qui amène M. C*** aux Eaux-Bonnes.

A l'auscultation, je constate aux deux tiers du poumon droit : submatité, avec vibration vocale à la palpation, bruit inspiratoire rude et sec; expiration prolongée; craquements secs mêlés à quelques bulles humides; bronchophonie; sans offrir de signe certain de lésion, le poumon gauche a tous les caractères d'une faiblesse organique marquée; dans ce côté, la respiration est puérile; les battements du cœur sont fréquents et s'accompagnent d'un bruit de souffle tumultueux et plus retentissant au sommet et à droite; le pouls est petit, fréquent et fébrile, particulièrement le soir; les sueurs nocturnes sont abondantes et coexistent avec du dévoiement; le sommeil est agité; la toux sèche, convulsive; l'irritabilité nerveuse excessive; la voix éteinte et l'expectoration simplement salivaire et muqueuse; l'oppression extrême; l'appétit nul.

L'éréthisme nerveux, la manifestation pyrétique, la diarrhée, l'abondance des sueurs contre-indiquant l'administration immédiate des Eaux, j'attends quinze jours, pendant lesquels je cherche à atténuer l'expression morbide de cet ensemble de symptômes. Administrées à doses fractionnées, les Eaux-Bonnes eurent bien à vaincre dès le début quelque susceptibilité gastro-intestinale et nerveuse, mais la tolérance ne tarda pas à s'établir.

Le vingtième jour, le malade buvait deux verres.

Le vingt-cinquième jour, suspension de la cure. A ce moment, l'état fonctionnel présente déjà une amélioration marquée. L'état local offre les modifications suivantes : la matité est moindre ; la bronchophonie moins marquée ; les craquements secs aussi nombreux, mais purs de tout mélange de râles humides ; l'oppression est moindre également ; le bruit inspiratoire moins rude et moins sec.

La cure est reprise et continuée pendant encore vingt-deux jours, et la dose est portée à trois verres.

A ce moment, l'état général est relativement très-bon ; l'appétit est revenu avec les forces et un peu d'embonpoint ; les mouvements du cœur sont plus isochrones, moins tumultueux ; la dyspnée et la toux ont sensiblement diminué : cette dernière a perdu son caractère convulsif.

A la percussion, la matité du tiers supérieur droit est à peine sensible ; son minimum d'intensité correspond au tiers interne de la clavicule. Dans ce point, l'oreille perçoit encore quelques craquements secs ; le bruit inspiratoire a perdu sa rudesse.

M. C*** passe l'hiver suivant dans le Midi (à Pau). L'amélioration obtenue se maintient, il retourne aux Eaux-Bonnes l'été suivant ; le tiers supérieur droit, principalement le creux sus et sous-claviculaire, présentent encore de la rudesse respiratoire et quelques craquements secs, appréciables surtout dans les fortes inspirations ; nouvelle cure de quarante-cinq jours. Le malade passe l'hiver en Italie ; je revois ce jeune homme l'année suivante aux Eaux-Bonnes ; le poumon droit ne présente plus vestige de la lésion organique. M. C*** est revenu plusieurs fois de suite aux Eaux-Bonnes depuis cette époque, il séjourne l'hiver dans le Nord ; sa santé est excellente, sa guérison est complète.

OBSERVATION IV. — *Phthisie pulmonaire à forme torpide. — Tubercules ramollis. — Hémoptysie antérieure. — Mort.* — M. J***, né à Tudèle (Espagne) ; vingt-deux ans ; taille élancée, système osseux bien développé, muscles grêles, peau fine et blanche, cheveux fins et noirs, extrémités unguéales présentant l'incurvation hippocratique ; système nerveux en relief, constitution appauvrie, tempérament lymphatique nerveux. Issu d'un père tuberculeux, d'une mère robuste. J'examine ce jeune homme à son arrivée aux Eaux-Bonnes (1851) avec M. le docteur Darralde ; nous constatons l'état suivant :

Les deux tiers supérieurs du poumon gauche présentent une matité marquée, correspondant à une exagération dans la vibration vocale, à de la bronchophonie, à de la rudesse à l'inspiration, et à des craquements humides nombreux, présentant dans quelques points le timbre clair du râle cavernuleux à droite ; bronchite des gros tuyaux, expectoration muco-purulente, toux fréquente, voix voilée, état apyrétique, sueurs nocturnes ; les fonctions de nutrition paraissent se faire régulièrement.

Des hémoptysies fréquentes ont eu lieu avant son arrivée ; la cause efficiente du mal paraît liée à des excès vénériens.

Le dix-huitième jour de la cure sulfureuse, une hémoptysie très-abondante se manifeste (le malade ne buvait qu'un verre et demi d'eau minérale) ; le septième jour cet accident est conjuré, l'examen de la poitrine nous

révèle une transformation du râle cavernuleux primitif
en râle caverneux, avec pectoriloquie et quelques craquements secs nouveaux au tiers inférieur du poumon
gauche, avec matité et bronchophonie. La fièvre s'allume,
devient presque continue, la toux augmente de fré-
quence et les sueurs nocturnes d'abondance. Le malade
quitte les Eaux-Bonnes et succombe dans le courant de
l'hiver, en Espagne, dans un état de cachexie tuberculeuse.

OBSERVATION V. — *Phthisie pulmonaire à forme torpide.*
— *Tubercules crus.* — *Guérison.* — M. de N***, vingt-huit
ans, né en Bretagne, taille élevée, système osseux bien
proportionné, système musculaire amaigri, peau fine,
blanche, cheveux blonds, muqueuses décolorées, système nerveux peu développé, constitution débile, tempérament lymphatique; issu d'une mère phthisique et
d'un père vigoureux, il n'a jamais eu de maladies graves
antérieures. Des excès de jeunesse ont été la cause déterminante de la lésion. M. le docteur Darralde et moi
constatons à son arrivée aux Eaux-Bonnes (juin 1853),
où il s'est rendu sur l'avis de M. le professeur Cruveilhier, les altérations suivantes :

Là cage thoracique bien conformée présente toutefois
une dépression marquée à la région antérieure et supérieure du poumon gauche. Dans ce point, en avant et en
arrière, la matité est sensible au doigt percusseur; le
bruit respiratoire est dur, sec et court, l'expiration
prolongée, la bronchophonie manifeste. A l'inspiration
exagérée, nous constatons des craquements secs confus; à l'inspiration normale, du bruit de froissement
pulmonaire; le poumon droit est sain, la voix est
voilée, la toux sèche, l'expectoration spumeuse et nacrée; essoufflement dans les mouvements ascensionnels,

sueurs nocturnes partielles, fièvre le soir. Une hémoptysie abondante, suivie des premiers symptômes de la lésion pulmonaire, a eu lieu quelques mois auparavant.

Le dix-huitième jour de la cure thermale, nous trouvons *que les craquements secs sont plus distincts, plus nombreux, et sont appréciables à l'inspiration normale. Cette modification stéthoscopique coïncide avec une diminution dans la bronchophonie, la matité et la rudesse du bruit inspiratoire;* la dyspnée est moindre, la cure est continuée, sauf quelques interruptions nécessitées par des signes d'intolérance passagère du tube digestif et du système nerveux, pendant une quarantaine de jours. A la fin du traitement, nous constatons une amélioration surprenante dans l'état général. M. de N*** fait des ascensions sur la montagne, sans éprouver d'essoufflement; il ne s'est pas manifesté d'hémoptysie. Explorée avec attention, la poitrine me donne une matité presque insensible, et qui n'est plus que du défaut d'élasticité; le bruit inspiratoire est devenu plus doux et plus moelleux, la bronchophonie a diminué, l'expiration est rentrée dans ses limites de durée normale.

Toutefois, il existe encore des craquements secs. M. de N***, sur l'avis de M. Darralde et le mien, passe l'hiver à Pau. Il revient aux Eaux-Bonnes l'été suivant; la cure est reprise et continuée pendant trente-deux jours; examiné de nouveau par l'inspecteur des Eaux-Bonnes et par moi dans ce moment, nous constatons, avec le retour de la santé générale, la disparition complète des altérations stéthoscopiques notées l'année précédente. Il n'existe plus de craquements. Le murmure vésiculaire reste seulement plus faible.

OBSERVATION VI. — *Phthisie pulmonaire à forme torpide. —Tubercules crus.—Hémoptysies.—Guérison.—M.H***,* né à Brest, vingt-neuf ans, taille moyenne, système osseux bien proportionné, système musculaire mou, relâché, peau fine, cheveux blonds, muqueuses pâles et décolorées, système nerveux peu développé, constitution délicate, tempérament lymphatique sans antécédents héréditaires, excès vénériens.

A son arrivée aux Eaux-Bonnes, M. H*** me dit avoir été pris d'un violent crachement de sang au début du printemps 1852, c'est-à-dire quelques mois avant; depuis cet accident, sa santé, bonne jusqu'alors, a été sensiblement altérée. Le sommet du poumon gauche (fosse sus et sous-épineuse, région sus et sous-claviculaire) présente une matité marquée, avec défaut d'élasticité de la paroi thoracique percutée; vibration vocale très-sensible à la palpation; bruit inspiratoire rude et court; l'expiration est prolongée; bruit de froissement pulmonaire àl'inspiration, avec bronchophonie. Je ne constate pas de craquements, même dans les fortes inspirations ou après la toux; le malade accuse de l'oppression, la toux est peu accentuée; il existe un léger mouvement fébrile le soir. Quelques sueurs nocturnes localisées à la poitrine; la voix est claire, les fonctions digestives régulières.

Le quinzième jour de la cure thermale, nouvel examen. *Je constate de la manière la plus évidente des craquements secs nombreux à l'inspiration normale, avec diminution de bronchophonie et de matité;* le bruit de froissement, s'il existe, est caché par les craquements; la médication thermale est suivie pendant quarante-cinq jours, sans provoquer de la part de l'organisme le moindre signe d'intolérance; il ne se manifeste pas d'hémoptysie. La veille du départ de M. H***, troisième examen: l'état général a notablement gagné, le mouvement fébrile du soir n'existe plus, le malade respire librement sans oppression, l'oreille ne perçoit plus que quelques légers craquements fins et secs, le bruit respiratoire est plus long, plus moelleux, la voix retentit d'une manière pour ainsi dire normale. M. H*** passe l'hiver à Pau, il revient aux Eaux-Bonnes, où vingt-huit jours d'une nouvelle cure thermale enlèvent d'une manière radicale les derniers vestiges de l'engorgement tuberculeux. M. H*** est revenu quelques années plus tard aux Eaux-Bonnes (1856); sa santé est excellente, sa guérison ne s'est pas démentie.

Observation VII. — *Phthisie pulmonaire à forme torpide. — Tubercules crus. — Guérison.* — M. W***, vingt-cinq ans, né en Prusse, taille très-élevée, système osseux très-développé en longueur, système musculaire atrophié, système nerveux oblitéré, peau fine, cheveux blonds, membranes muqueuses décolorées, extrémités unguéales présentant l'incurvation hippocratique, constitution grêle, tempérament lymphatique prononcé. Je n'ai pu être renseigné sur ses antécédents d'hérédité, mais je suis porté à croire que ce jeune homme compte dans ses ascendants des tuberculeux.

A son arrivée à Bonnes (1852), je constate au côté droit et au sommet de la poitrine, en avant, un défaut de sonorité à la percussion; la voix retentit d'une manière exagérée, le bruit inspiratoire est dur et sec, l'expiration est sensible à l'oreille et prolongée; il existe du bruit de froissement pulmonaire à l'inspiration; les mêmes irrégularités stéthoscopiques s'observent en arrière du même côté, fosse sus et sous-épineuse; les bruits cardiaques retentissent à droite d'une manière marquée; le malade a de la toux et de l'oppression, expectoration insignifiante, la voix est gutturale, les amygdales sont extrêmement développées, et la paroi postérieure du pharynx parsemée de granulations. Il n'existe pas de traces d'herpétisme; le malade n'a jamais craché le sang, mais il a beaucoup maigri ; il existe quelques sueurs nocturnes partielles ; des excès vénériens et l'abus des boissons alcooliques paraissent avoir développé l'engorgement tuberculeux que nous venons de constater.

M. W*** est soumis à la médication sulfureuse durant quarante-cinq jours, avec six jours d'interruption dans l'intervalle des deux saisons. Elle est parfaitement tolérée. Le dix-septième jour de la cure, j'examine de nouveau la poitrine et je constate que le bruit de froissement pulmonaire noté à l'inspiration s'est effacé, et *a été remplacé par une série de petits craquements secs, fins et nombreux, dont l'apparition coïncide, comme dans les deux cas précédents, avec une diminution marquée dans la matité et dans la bronchophonie :* nouvelle preuve à l'appui de l'action résorbante de l'état congestif épigénétique qui entourait au début les tubercules et en masquait en quelque sorte la présence. A son départ, M. W*** offre tous les signes d'une amélioration générale de tout l'organisme, les altérations stéthoscopiques, sans avoir complétement disparu, sont notablement amoindries. Ce jeune homme passe l'hiver à Pau et retourne aux Eaux-Bonnes l'année suivante. Il y fait une deuxième cure de trente-deux jours, dont l'effet final est : disparition absolue de tous les signes symptomatiques de l'infiltration tuberculeuse. M. W*** n'est pas revenu dans les Pyrénées. J'ai appris, il n'y a pas fort longtemps, d'un de ses amis, que sa guérison ne s'était pas démentie (1857).

Observation VIII.—*Phthisie pulmonaire à forme torpide. — Tubercules crus. — Hémoptysies. — Guérison.* — M. G***, dix-huit ans, né à Paris ; taille élevée ; système osseux très-développé, système musculaire maigre et grêle, teint pâle, anémié, extrémités unguéales présentant l'incurvation hippocratique, cheveux très-noirs et très-fins, peau fine et blanche, système nerveux normalement développé, constitution délicate, tempérament lymphatique. Le père est très-fort; la mère est morte phthisique.

Ce jeune homme a eu une croissance très-rapide et a néanmoins joui d'une excellente santé jusqu'à la fin de l'hiver 1854, époque où il fut pris d'une première hémoptysie abondante, et quelques semaines plus tard d'une deuxième. Il fut envoyé à Pau, dans le courant du printemps, par MM. Andral et Monneret. Quelques jours après son arrivée dans cette ville, une troisième hémoptysie se manifesta, mais avec un caractère d'intensité moindre. Elle fut rapidement combattue. C'est alors que je vis ce jeune homme pour la première fois : grande maigreur, faiblesse extrême, abattement profond, appétit nul, léger mouvement fébrile le soir, avec sueurs nocturnes partielles, douleur oppressive, toux nulle, expectoration muqueuse (mai 1855). Malgré l'avis contraire de quelques confrères, j'insiste pour le traitement par les Eaux-Bonnes, où ce jeune homme arrive en juin. La poitrine présente les altérations suivantes : matité assez marquée en avant, en arrière, au sommet du poumon droit, avec une vibration vocale plus sensible dans ce point ; bruit inspiratoire rude, sec et entrecoupé ; bruit expiratoire appréciable et prolongé ; craquements secs nombreux à l'inspiration et râles muqueux bronchiques des gros tuyaux, des deux côtés ; retentissement exagéré de la voix. Après quelques jours de préparation, je place deux moxas *loco dolenti* : la cure thermale est commencée à des doses extrêmement réduites au début et continuè pendant deux saisons (22-17 jours). La dose maximum fut de quatre verres. *Les accidents hémoptoïques ne reparurent point* et les altérations stéthoscopiques diminuèrent rapidement d'intensité ; l'état fonctionnel général s'améliora sensiblement. L'hiver suivant, M. G*** séjourne à Pau ; il retourne l'été aux Eaux-Bonnes. A cette époque, l'oreille perçoit encore des craquements secs nombreux, mais l'élément bronchique n'existe plus. Les autres symptômes sont notablement amoindris. La cure thermale est suivie pendant vingt-sept jours environ, sans qu'il se manifeste d'hémoptysie nouvelle ou de signe d'intolérance. Au départ, la poitrine de M. G*** n'offre plus à l'examen le plus méticuleux de traces d'infiltration tuberculeuse. Ce jeune homme retourne à Paris ; il subit quelques mois plus tard ses examens d'admission à l'École polytechnique, qu'il préparait lorsqu'il fut pris deux ans auparavant des accidents que nous avons relatés. Je crois qu'il est entré dans l'administration des ponts et chaussées. J'ai su positivement que sa santé était excellente et qu'il ne s'était pas manifesté de récidive.

OBSERVATION IX. — *Phthisie pulmonaire à forme torpide. — Tubercules crus. — Guérison.* — M. D***, dix-huit ans, né en Franche-Comté, taille très-élevée : système osseux développé, cage thoracique large et bien proportionnée, système musculaire mou, relâché, tissu graisseux et cellulaire prédominant, teint pâle, visage bouffi, cheveux blonds, membranes muqueuses anémiées, extrémités unguéales présentant l'incurvation hippocratique ; constitution molle, tempérament lymphatique ; né d'un père rhumatisant et d'une mère phthisique ; croissance extrêmement rapide. Ce jeune homme a eu une fièvre éruptive (scarlatine) grave ; les amygdales sont très-hypertrophiées et la muqueuse pharyngienne est parsemée de granulations.

Le poumon gauche, dans toute l'étendue de sa partie

supérieure, présente une matité prononcée avec de la bronchophonie, de la rudesse et de la sécheresse du bruit inspiratoire ; l'expiration est prolongée, les craquements secs sont nombreux ; il n'existe aucune altération appréciable du côté droit, absence de fièvre et de sueurs nocturnes ; les fonctions de nutrition sont languissantes ; le malade n'a jamais eu d'hémoptysie ; il existe une petite toux sèche le matin et le soir.

Les Eaux-Bonnes sont administrées pendant deux saisons (27-15 jours) et parfaitement tolérées ; leur effet final est de réveiller en quelque sorte l'organisme, de stimuler l'activité vitale et d'amener la disparition radicale de toutes les altérations notées à l'arrivée. M. D*** est revenu aux Eaux-Bonnes l'année suivante, après avoir séjourné un hiver dans le Nord. Les résultats obtenus par la médication sulfureuse ne se sont pas démentis.

Tout dernièrement (février 1860), j'ai rencontré ce jeune homme, c'est-à-dire sept ans après l'époque à laquelle remonte sa guérison ; sa santé était excellente. Le poumon gauche ne présentait qu'une faiblesse fonctionnelle.

OBSERVATION X. — *Phthisie pulmonaire à forme éréthique. — Tubercules crus. — Hémoptysies. — Mort.* — Mme D***, trente-six ans, née en Franche-Comté, taille moyenne : système musculaire peu développé, système nerveux extrêmement excitable, impressionnabilité excessive, peau sèche, fine, aride ; extrémités digitales présentant l'incurvation hippocratique, constitution délicate, tempérament nerveux au premier chef ; née de parents non tuberculeux. Cette dame a eu plusieurs fois des hémopty-sies peu abondantes ; la menstruation a été très-précoce, mais n'a jamais été régulière ; les fonctions digestives

2

s'accomplissent d'une manière défectueuse depuis longues années ; dyspepsie prononcée. En un mot, cette dame a toujours été, depuis sa plus tendre enfance, maladive et languissante.

Les premiers symptômes de l'état organopathique des voies respiratoires remontent à deux années, lorsque cette dame vient aux Eaux-Bonnes.

Le tiers supérieur du poumon droit présente de la submatité, en avant et en arrière, correspondant à de la bronchophonie, de la respiration rude, sèche ; le murmure vésiculaire est dans cette région d'une faiblesse extrême ; des craquements secs, fins et nombreux sont appréciable régions, sus et sous-claviculaire ; fosse sus et sous-épineuse, la respiration est puérile à gauche ; il existe un bruit de souffle périsystolique au cœur, ainsi qu'aux gros vaisseaux. A cet ordre de symptômes viennent s'ajouter des phénomènes morbides sympathiques d'un déplacement utérin ; quelques sueurs nocturnes partielles, de la fièvre le soir, une petite toux habituellement sèche et quinteuse complètent l'ensemble nosographique.

Les Eaux-Bonnes administrées à faibles doses sont difficilement tolérées ; je suis obligé d'en suspendre l'emploi tous les sept à huit jours et de ne jamais dépasser un verre par jour. La durée de la cure est de trente-deux jours, abstraction faite des jours d'interruption. Une légère hémoptysie s'est déclarée dans le cours de la médication. Au départ, l'état général n'a rien gagné, peut-être semble-t-il plus mauvais : la toux est fatigante et les sueurs persistent ; irritabilité extrême ; l'auscultation du sommet du poumon droit me révèle quelques râles cavernuleux récents ; une congestion de nature spécifique se manifeste au-dessous de l'angle inférieur de l'omoplate, même côté, et s'étend sous l'aisselle. Mme D*** succombe trois mois plus tard, avec tous les symptômes d'une phthisie galopante.

Cette observation, que j'ai rapprochée à dessein de la précédente, offre un double intérêt, pathogénique et hydrothérapique. La personne qui en fait le sujet est la mère du jeune homme dont il est question dans la précédente. Tous les deux sont phthisiques ; tous deux sont soumis au même traitement et à la même période de la maladie, c'est-à-dire lorsque le tubercule est encore à l'état de crudité. Le fils est d'un tempérament lymphatique (phthisie torpide), la mère est d'un tempérament nerveux, poussé à l'extrême (phthisie éréthique). Phthisique accidentellement, la mère succombe ; phthisique par hérédité, le fils guérit. Evidemment, la donnée hydrothérapique fait taire ici l'influence héréditaire.

Observation XI. — *Phthisie pulmonaire à forme torpide. — Tubercules crus. — Guérison.* — M. L. de H***, né à Paris, dix-huit ans, taille élancée : système osseux développé en longueur, système musculaire mou et relâché, système cellulo-graisseux prédominant, peau blanche et fine, cheveux blonds, visage pâle et bouffi, système nerveux oblitéré, constitution frêle et languissante, tempérament franchement lymphatique ; né d'une mère très-lymphatique et maladive, et d'un père goutteux par hérédité ; croissance rapide, masturbation. A son arrivée (juillet 1854) : maigreur et faiblesse, oppression, toux nulle, expectoration muqueuse, voix voilée, appétit régulier.

Les deux sommets du poumon dénotent à la percussion une grande matité, plus particulièrement à gauche, où la vibration vocale est plus sensible à la palpitation ; la respiration est rude, manque de netteté et d'ampleur, il y a de la bronchophonie qui se mêle à des craquements secs nombreux des deux côtés ; en arrière, à la base et à droite, frottement pleurétique avec matité ; quelques râles muqueux disséminés dans l'arbre bronchique (premières ramifications). Ce jeune homme n'a jamais craché le sang ; il a toujours eu une grande facilité à s'enrhumer.

La médication sulfureuse est donnée à des doses élevées pendant longtemps, sans provoquer le plus léger signe d'intolérance de la part de l'organisme. La durée de la cure est de cinquante jours. Quelques demi-bains sulfureux sont administrés, en vue de hâter l'élimination de quelques fausses membranes liées à une ancienne pleurésie. A son départ, l'état fonctionnel général a acquis une force de vitalité remarquable ; sans avoir complétement disparu, les signes stéthoscopiques sont notablement amoindris. M. L. de H*** passe l'hiver suivant à Pau ; il revient aux Eaux-Bonnes l'année 1855, dans d'excellentes conditions. Nouvelle cure de quarante-cinq jours, dont le résultat final est la disparition radicale de tous les signes symptomatiques de l'induration tuberculeuse. M. L. de H*** s'est rendu depuis à Madère pour y passer l'hiver. Sa santé a toujours été depuis excellente. M. L. de H*** était venu aux Eaux-Bonnes sur l'avis de M. le professeur Cruveilhier.

OBSERVATION XII. — *Phthisie pulmonaire à forme éréthique. — Tubercules crus. — Mort.* — M. de X***, trente ans, né à Paris, attaché d'ambassade : système osseux bien développé, système musculaire atrophié, peau sèche et jaune, rugueuse ; cheveux noirs, grande maigreur, incurvation digitale hippocratique, membranes muqueuses pâles ; constitution appauvrie, usée ; tempérament biliosonerveux. — J'ignore s'il existe des antécédents d'hérédité. — Excès vénériens, maladies syphilitiques antérieures (chancre induré, plaques muqueuses), bronchite contractée en Chine, exaspérée par la transition de la température élevée des tropiques à celle de la France, où il est obligé de rentrer brusquement. Une hémoptysie abondante signale son retour dans sa patrie. A son arrivée à Bonnes, où il se rend, sur l'avis de M. le docteur Ricord (juillet 1854) : amaigrissement profond, débilité excessive, voix aphone, toux sèche, quinteuse, fatigante; sueurs nocturnes et dévoiement, fièvre le soir; dyspnée, expectoration difficile, muqueuse; tout le lobe supérieur du poumon gauche présente les caractères d'une bronchite tuberculeuse; aux râles muqueux de la bronchite se mêlent des craquements secs nombreux, de la matité, de la bronchophonie, de la respiration rude et bourdonnante marquée de râles sous-crépitants; en arrière, fosse sus-épineuse, les altérations stéthoscopiques sont plus marquées; tout l'arbre aérien est, du reste, obstrué par des râles muqueux.

Les Eaux-Bonnes semblent, dès les premiers jours, remonter le niveau de la vitalité organique; elles sont continuées, avec plusieurs interruptions imposées par l'insomnie, la diarrhée, l'exaspération de la toux, pendant une quarantaine de jours. Au départ, les craquements secs se sont transformés et ont fait place à des râles cavernuleux. Ce jeune homme est pris dans le courant de l'automne, à Pau, d'une hémoptysie abondante; il succombe quelques semaines plus tard, dans un état de cachexie tuberculeuse.

OBSERVATION XIII. — *Phthisie pulmonaire éréthique. — Tubercules ramollis. — Hémoptysies. — Mort.* — Mme X***, née à Nantes, vingt-sept ans, taille très-élevée : système osseux développé, système musculaire atrophié, amaigri; peau sèche, rugueuse; cheveux blonds, système

nerveux extrêmement irritable, facultés intellectuelles
très-développées, extrémités digitales présentant l'incurvation hippocratique, membranes muqueuses anémiées, dents jaunes, irrégulières; liséré briqueté autour
des gencives (*the border streaked*), constitution délicate,
tempérament lymphàtique sur la limite de la scrofule.
Cette dame a eu une enfance maladive; réglée de très-
bonne heure, elle a été mariée à vingt-deux ans et a
eu deux enfants; couches assez heureuses. Issue d'une
mère phthisique. Plusieurs hémoptysies peu abondantes, il est vrai, se sont manifestées dès l'âge de dix-
huit ans, époque à laquelle remontent les premiers
symptômes de l'état organopathique des voies respiratoires.

A son arrivée aux Eaux-Bonnes (juin 1853), où elle se
rend d'après le conseil de M. le docteur Hignard, la maigreur et la faiblesse sont extrêmes, la cage thoracique
est étroite et rentrée, les omoplates extrêmement sail-.
lantes, la voix éteinte, la toux caverneuse et fréquente,
l'expectoration abondante, contenant de la matière tuberculeuse (stries jaunâtres): crachats nummulaires,
déchiquetés sur leurs bords, pelotonnés, et précipitant
au fond du vase; pouls fébrile le soir, sueurs nocturnes
accompagnées de dévoiement, douleur oppressive.

Les deux tiers supérieurs du poumon gauche présentent: matité prononcée, de la bronchophonie exagérée
sur la limite de la pectoriloquie, la respiration rude,
courte, bronchique; l'expiration soufflante et prolongée,
râles de craquements à bruits secs et peu nombreux,
mêlés à des craquements humides très-abondants, cavernuleux, non encore caverneux; à droite, la respiration
est rude, puérile, saccadée; il existe du retentissement
de la voix sans bruits anormaux; les battements du cœur
sont très-précipités, très-retentissants à gauche; il existe

du bruit de souffle périsystolique, se prolongeant dans les carotides.

Les fonctions digestives sont perverties, l'estomac ne tolère que très-difficilement les aliments les plus légers.

Les Eaux-Bonnes sont administrées à doses extrêmement fragmentées, associées aux mélanges les plus calmants ; des moxas sont ouverts *loco dolenti*. Toutes mes tentatives sont infructueuses.

Le quinzième jour de la cure, je constate par l'auscultation que l'eau minérale, loin d'enrayer la marche de la maladie, semble lui avoir imprimé une accélération effrayante. Des râles caverneux, de la pectoriloquie avec quelques bulles de gargouillement sont venus se substituer aux altérations stéthoscopiques notées à l'arrivée. L'état général devient plus mauvais. La fièvre est continue, sueurs nocturnes profuses, dévoiement, crachats abondants, aplatis, grisâtres et en purée. Je suspends la médication, et la pauvre femme succombe, dans le courant d'octobre suivant, à la période colliquative.

Observation XIV. — *Phthisie pulmonaire à forme torpide. — Tubercules ramollis. — Mort.* — M. G***, né à Bordeaux, quarante ans ; taille élevée et système musculaire primitivement bien développé, très-amaigri, système nerveux normalement caractérisé ; peau sèche, fine, cheveux noirs et fins, construction squelettique bien conformée ; constitution antérieurement robuste, appauvrie ; tempérament lymphatico-nerveux. Né de parents vigoureux, M. G*** a longtemps joui d'une excellente santé, jusqu'à l'âge de vingt-cinq ans, époque à laquelle il quitta la France et alla habiter la Russie, où il était attaché au théâtre impérial de Saint-Pétersbourg. Il contracta plusieurs bronchites successives, qui furent mal soignées et qui se compliquèrent de symptômes spasmodiques qui firent croire à un asthme. Tois hémoptysies successives assez graves forcèrent M. G*** de quitter Saint-Pétersbourg. Il revint en France quelques années plus tard, et, sur l'avis de M. le docteur Gendrin, se rendit aux Eaux-Bonnes. Les deux sommets de la poitrine (juin 1853) présentent en avant et en arrière de la matité avec de la bronchophonie ; le bruit inspiratoire est rude, saccadé, marqué par de la crépitation humide et cavernuleuse. La toux est fréquente, l'expectoration renferme de la matière tuberculeuse opaque, privée d'air, striée de parcelles de riz cuit. Il existe un peu de fièvre le soir, des sueurs nocturnes partielles. Les fonctions digestives sont régulières, l'appétit est bon ; le sommeil est calme. Oppression dans les mouvements ascensionnels.

Le quinzième jour, l'eau minérale, qui est du reste parfaitement tolérée, semble avoir déjà produit une certaine amélioration dans l'état fonctionnel général, et enrayé momentanément la marche de la tuberculisation. — La cure dure quarante jours. Il ne se manifeste pas de nouvelles hémoptysies. M. G*** passe l'hiver à Pau, dans des conditions assez calmes ; au printemps, il se manifeste tous les signes d'une nouvelle évolution tuberculeuse (large vésicatoire en arrière à gauche, au niveau de l'angle inférieur de l'omoplate, et préparations opiacées, suivis d'amélioration). M. G*** retourne aux Eaux-Bonnes en juin. La médication sulfureuse est plus difficilement tolérée : les doses sont moins élevées, la cure plus courte : trente jours ; des signes d'intolérance se manifestent à cette époque. L'examen de la poitrine dénote une sorte de temps d'arrêt dans l'état organopathique, mais non un travail de rétrogradation. M. G***, malgré mes conseils, se décide à retourner en Russie, où il succombe quelques semaines après son arrivée (novembre 1854).

OBSERVATION XV. — *Phthisie pulmonaire.* — *Tubercules crus.* — *Forme torpide.* — *Guérison.* — Miss M***, née en Ecosse, dix-huit ans, taille élancée ; système musculaire mou, relâché ; système cellulaire très-abondant : prédominance des fluides blancs ; membranes muqueuses décolorées ; cheveux blonds et fins ; peau fine et blanche ; extrémités digitales présentant l'incurvation hippocratique et *the border streaked ;* cage thoracique à diamètres étroits et rétrécis ; constitution délicate ; tempérament lymphatique. Née d'une mère vigoureuse, d'un père phthisique. A son arrivée aux Eaux-Bonnes (juillet 1854), le sommet du poumon gauche, en avant, en arrière sur toute l'étendue du tiers supérieur, principalement la région sus et sous-claviculaire, présente un défaut d'élasticité marqué à la percussion. Le bruit inspiratoire est d'une faiblesse extrême ; le bruit expiratoire est prolongé, peut-être plus appréciable à l'oreille que l'inspiration. Ce dernier bruit est précédé d'un froissement pulmonaire très-net et qui se mêle à quelques petits craquements secs lorsque la malade accélère la respiration. La voix a un retentissement exagéré dans toute l'étendue du lobe supérieur du poumon gauche, où l'oreille perçoit un retentissement anormal des bruits du cœur. Le côté droit n'offre pas de signes d'altération organopathique. Il existe du bruit de souffle au cœur, et du bruit de ronflement dans les carotides. La voix est voilée, faible ; toux sèche, petite et parfois quinteuse ; le pouls ne présente pas de fièvre : il y a quelques sueurs nocturnes. Les fonctions digestives sont languissantes. Menstruation appauvrie, sang pâle. La malade accuse de l'oppression, et des douleurs thoraciques vagues dans la région sternale et claviculaire ; une hémoptysie peu abondante a été le point de départ, il y a quelques mois, de la maladie.

Les Eaux-Bonnes sont administrées à doses progressivement croissantes, pendant quarante-cinq jours. A la fin de la cure, miss M*** boit quatre verres par jour : la médication sulfureuse est parfaitement tolérée et a pour premier effet d'imprimer une certaine activité vitale à tout l'organisme : il ne s'est pas reproduit d'hémoptysie, et le stéthoscope constate, dans l'examen le plus méticuleux, la disparition absolue de tous les signes stéthoscopiques de l'état organopathique du poumon gauche.

Il y a à peine quelques semaines, j'ai appris que par prudence miss M*** avait passé quelques hivers en Italie, mais que sa santé ne donnait plus aujourd'hui d'inquiétude.

OBSERVATION XVI. — *Phthisie pulmonaire à forme éréthique. — Tubercules crus. — Mort.* — M. X***, né en Bretagne, quarante-cinq ans : système osseux très-développé; taille élevée; système musculaire peu charnu, mais très-ferme et très-résistant; peau sèche, rugueuse; cheveux noirs, épais; teint jaune, bilieux; système nerveux très-développé; intelligence remarquable. Les extrémités digitales présentent le caractère hippocratique très-marqué; constitution robuste; tempérament biliosonerveux. Né d'un père goutteux et d'une mère rhumatisante.

Des bains de mer imprudemment conseillés paraissent avoir été la cause déterminante de l'affection pulmonaire que je constate à l'arrivée du malade à Bonnes (juin 1853). Ce malade présente depuis longues années tous les signes d'une diathèse goutteuse à forme sthénique qu'il a vainement combattue par des moyens très-énergiques. Peut-être s'est-il opéré sur les organes pulmonaires une métastase goutteuse. Quoi qu'il en soit : maigreur extrême, peau sèche et chaude; irritabilité excessive; abattement profond; matité très-appréciable au sommet en

avant, en arrière (côté gauche), où le malade accuse de
la douleur. Le bruit inspiratoire est rude, sec, râpeux et
bronchique ; l'expiration est rude et prolongée. Il existe
du bruit de froissement pulmonaire, avec du retentissement anormal de la toux, et des palpitations de cœur.
La toux est opiniâtre, sèche, éclatante et quinteuse. L'expectoration est difficile, visqueuse, salivaire. Il existe une
petite fièvre continue, avec exacerbation le soir. Dyspnée
et sueurs nocturnes ; appétit nul, sommeil très-agité,
dyspepsie.

Le huitième jour de la médication, il se manifeste
pour la première fois une légère hémoptysie, prompt-
tement comprimée. *Le vingtième jour de la cure, je perçois de la manière la plus distincte des craquements secs,
fins et nombreux à l'inspiration.* M. le docteur Darralde, qui avait vu le malade à son arrivée, constate
comme moi cette modification stéthoscopique. Les
Eaux-Bonnes sont administrées pendant quarante jours.
L'amélioration, s'il y a toutefois amélioration, est inap-
préciable. Le malade passe l'hiver à Pau, et, malgré l'action sédative de cette station d'hiver et les moyens employés, le travail de tuberculisation poursuit sa marche ;
au printemps une nouvelle éruption tuberculeuse se
manifeste. Lorsque M. X*** revient l'été suivant aux
Eaux-Bonnes, la phthisie pulmonaire est arrivée à la
période de ramollissement. La médication sulfureuse
est difficilement supportée et suspendue dès le quinzième jour. — Le malade quitte les Pyrénées et retourne
en Bretagne, où il succombe quelques mois après à la
troisième période de la phthisie pulmonaire.

OBSERVATION XVII. — *Phthisie pulmonaire à forme torpide. — Tubercules crus. — Guérison.* — M. P. I***, né
à Paris, vingt ans ; taille très-élevée ; tissus charnus,

mous, bouffis, relâchés; système cellulaire graisseux très-développé; fluides blancs prédominants; système osseux bien proportionné; cage thoracique régulièrement conformée; visage pâle et bouffi, cheveux blonds, torpeur intellectuelle, constitution molle, tempérament lymphatique. Né de parents non tuberculeux.

Deux ans avant son arrivée à Bonnes, c'est-à-dire en 1853, M. P. I*** contracta une pleurésie dont je constate les traces en arrière, à droite, à la base (frottement pleurétique avec matité). Il y a deux mois environ, une première hémoptysie s'est manifestée, sans cause appréciable. Sur l'avis de M. le docteur Vosseur, il arrive aux Eaux-Bonnes.

La paroi thoracique, au sommet, à droite et en avant, est déprimée et présente de la matité, du retentissement de la voix exagéré; le bruit inspiratoire est confus, bourdonnant et rude, l'expiration est prolongée et entrecoupée; il y a du froissement pulmonaire; mais je ne constate pas de bruits anormaux. Il y a du bruit de souffle au cœur, mais non aux gros vaisseaux. Le malade tousse matin et soir, peu dans la journée. Léger mouvement fébrile à peine appréciable le soir; sueurs nocturnes souvent profuses au moindre exercice, mais générales et diurnes; expectoration nulle.

Le douzième jour de la médication sulfureuse, je perçois au sommet du poumon droit un commencement d'atténuation dans la matité, et la bronchophonie coïncidant avec la manifestation de craquements secs, nombreux et disséminés.

La médication est suivie pendant deux saisons consécutives (quarante-cinq jours); elle est parfaitement toléréc. Il ne se manifeste pas d'hémoptysies. L'organisme semble sortir de cette torpeur dans laquelle il se trouvait plongé à l'arrivée du malade. Quelques bains sulfureux,

en régularisant les fonctions de la peau, ont fait justice
des sueurs profuses qui inondaient le malade à la moindre fatigue musculaire.

Les signes sthéthoscopiques sont notablement atté-
nués dans leur intensité. M. P. I*** passe l'hiver suivant
à Pau, sans accident. Il retourne aux Eaux-Bonnes (juillet
1856), où une deuxième cure enlève définitivement toute
trace de l'état organopathique pulmonaire. La guérison
ne s'est pas démentie. J'ai revu ce jeune homme dernè-
rement à Paris (1860).

OBSERVATION XVIII. — *Phthisie pulmonaire à forme torpide.* — *Tubercules crus.* — *Amélioration.* — M. P***, dix-
neuf ans, né à Paris, taille très-élevée, système musculaire atrophié, système cellulo-graisseux peu développé,
système osseux régulièrement conformé, bien que les
diamètres de la cage thoracique soient étroits, système
nerveux oblitéré, peau blanche et fine, cheveux blonds
et soyeux, dents irrégulièrement rangées; liséré gengival briqueté; constitution délicate; tempérament lymphatique; issu d'un père mort d'une pneumonie double;
la mère est bien portante. A son arrivée à Bonnes, où il se
rend sur l'avis de M. le docteur Vosseur : maigreur très-
grande, pâleur et faiblesse, atonie fonctionnelle générale
(juin 1855); tout le tiers supérieur du poumon gauche
présente de la matité, de la bronchophonie, des craquements secs, fins, disséminés, avec de la faiblesse dans
le murmure vésiculaire et de l'expiration prolongée. Il
existe à gauche et à droite, dans toute l'étendue des premières ramifications bronchiques, des râles muqueux.
La toux est fréquente, principalement le matin; l'expectoration est muqueuse et facile. Il existe des sueurs
nocturnes partielles; absence de fièvre. Il existe du bruit
de souffle au cœur et dans les gros vaisseaux. Le malade

accuse de l'oppression. Des excès de travail intellectue
paraissent avoir été la cause déterminante de cet état organopathique. Il est nécessaire de dire que M. P*** a été
atteint d'une fièvre typhoïde grave, dont la convales-
cence n'a jamais été franche, deux ans auparavant.

Ce jeune homme a des pollutions nocturnes fréquentes.
Les fonctions digestives sont régulières.

La médication sulfureuse est administrée pendant
cinquante jours, avec interruption dans l'intervalle. L'eau
minérale est parfaitement tolérée et amène une amélioration sensible dans l'état général et une atténuation marquée dans les signes stéthoscopiques. M. P*** passe l'hiver
à Pau, sans accident. Il revient aux Eaux-Bonnes, où il subit une deuxième cure de trente-cinq jours. Même tolérance. Au départ, les craquements existent en quantité
moindre; la matité et le retentissement de la voix ont
disparu; faiblesse relative dans l'énergie du bruit respiratoire. M. P*** passa l'hiver suivant à Rome. Je l'ai
perdu de vue depuis cette époque.

OBSERVATION XIX. — *Phthisie pulmonaire à forme éréthique.* — *Tubercules ramollis.* — *Mort.* — Mme de X***
(Rennes), trente-huit ans, taille élevée, système osseux
très-développé, système musculaire atrophié, sec ; tissus
fibreux, très-appréciables ; système cutané aride et ru-
gueux ; cheveux noirs ; système nerveux extrêmement
en relief ; impressionnabilité excessive, dont l'exaltation
puise un aliment incessant dans l'austérité d'une vie
ascétique et dans l'exagération des pratiques religieuses.
Née de parents tuberculeux ; sa famille en compte plusieurs. Hémoptysies antérieures ; maigreur excessive ;
pommettes vermillonnées, voix rauque, toux quinteuse,
fréquente; expectoration difficile et presque nulle. Pouls
fébrile, avec exacerbation le soir.

Le tiers supérieur du poumon gauche donne de la matité, de la bronchophonie, de la rudesse à l'inspiration et à l'expiration, des craquements secs en petit nombre et des râles caverneux très-nombreux. Le poumon, dans ses deux tiers inférieurs, offre une respiration obscure, bourdonnante, et du retentissement dans la voix, mais sans bruits anormaux. A droite, la respiration est puérile. Les battements du cœur sont précipités. Il existe du bruit de souffle périsystolique, se propageant dans les carotides. Les fonctions digestives sont perverties; le sommeil est agité, la dyspnée profonde; sueurs nocturnes.

L'eau minérale, donnée à doses réduites, est difficilement supportée. Le huitième jour, elle provoque une légère hémoptysie, facilement combattue. Une nouvelle tentative, accomplie dans les conditions de la plus grande prudence, semble plus heureuse. Mais, dès le douzième jour de la cure, la toux prend un caractère d'intensité telle que nous sommes obligé de renoncer définitivement à poursuivre cette médication. La fièvre est continue; les sueurs ont augmenté; il survient du dévoiement. L'auscultation me révèle au sommet gauche des râles caverneux, de la pectoriloquie. Sous la clavicule et aux deux tiers inférieurs, disséminés çà et là, quelques craquements secs, avec obscurité de son et de bruit respiratoire. Mme de X*** quitta les eaux dans un état évidemment plus grave qu'à son arrivée en juillet 1858.

Elle succombe deux mois après.

OBSERVATION XX. — *Phthisie pulmonaire à forme torpide.* — *Tubercules ramollis.* — *Mort.* — Mlle X***, née à Nantes, vingt-quatre ans, taille moyenne; système musculaire noyé dans le tissu cellulo-graisseux, mou, relâché; système nerveux peu développé; atonie intellec-

tuelle; peau blanche, fine; cheveux noirs, fins e
soyeux; liséré gengival briqueté; incurvation hippocratique des extrémités digitales; tempérament lymphatique, constitution molle.

Réglée de très-bonne heure. Issue d'un père très-
vigoureux, d'une mère maladive mais non tuberculeuse;
la grand'mère est morte phthisique, le grand-père était
asthmatique. Les fonctions digestives ont toujours été,
depuis cinq ou six ans, irrégulières; douleurs gastro-
entéralgiques accompagnées d'anorexie, de constipation
on de dévoiement. Une première hémoptysie s'est manifestée il y a trois ans; depuis cette époque la santé de
Mlle X***, malgré deux hivers passés en Italie et des pré-
cautions hygiéniques de tous les instants, a décliné. A
son arrivée aux Eaux-Bonnes (juin 1855), sur l'avis de
M. le docteur Barré, le tiers supérieur du poumon droit
présente de la matité en avant, en arrière, avec vibration vocale marquée, de la rudesse dans l'inspiration, de
l'expiration prolongée, des râles cavernuleux, nombreux, avec de la bronchophonie, simulant sous la clavicule presque de la pectoriloquie. Pas de gargouillement.
Les bruits du cœur retentissent violemment dans cette
région; à gauche, la respiration est puérile. Il existe
du bruit de souffle au cœur et dans les gros vaisseaux.
Les amygdales sont très-hypertrophiées. La voix est
rauque, éteinte; la toux n'est pas très-intense; l'expectoration est facile, caractéristique, privée d'air, opaque, grisâtre, déchiquetée et précipitant au fond du
vase. Il existe une faiblesse extrême et une oppression
très-vive; léger mouvement fébrile le soir; fonctions
digestives mauvaises; menstruation pauvre et douloureuse.

La médication sulfureuse semble, dès la première
quinzaine, apporter une amélioration dans l'organisme,

principalement du côté des voies digestives. La malade se sent plus forte, la toux a changé de caractère, elle est plus sèche. Le vingtième jour, il se manifeste de la diarrhée et des sueurs nocturnes. Suspension. Reprise suivie d'une exaspération dans les symptômes pulmonaires. L'examen de la poitrine dénote la formation d'une caverne sous-claviculaire droite. Le râle caverneux et le gargouillement remplacent le râle cavernuleux. Respiration caverneuse. Le bruit respiratoire est extrêmement obscur dans toute l'étendue du poumon droit; la voix a un retentissement plus fort qu'à l'arrivée de la malade, et la sonorité est moindre.

Mlle X*** quitte les Eaux-Bonnes plus malade qu'à son arrivée, et succombe dans le courant d'octobre à une phthisie galopante, qui débute par une hémoptysie vio- . lente.

OBSERVATION XXI. — *Phthisie pulmonaire à forme torpide. — Tubercules crus. — Guérison.* — Mlle C***, née à Troyes, seize ans, taille moyenne; système musculaire peu développé, système cellulo-graisseux très-réduit, système nerveux en relief, intelligence précoce; peau fine, blanche, teint pâle, anemié, cheveux noirs, extrémités digitales incurvées, liséré gengival briqueté, dents régulières. Système osseux irrégulièrement conformé, cage thoracique à diamètres étroits, cylindrique; constitution frêle et délicate, tempérament lymphatique. Née d'une mère très-vigoureuse et d'un père âgé, chétif et atteint d'une maladie ancienne de la moelle épinière; réglée à quatorze ans; première menstruation suivie de la disparition complète du flux cataménial. M. le docteur Viardin conseille les Eaux-Bonnes.

Examinée à son arrivée aux Eaux-Bonnes par M. le docteur Darralde et par moi (juillet 1855), nous constatons de la matité dans toute l'étendue du tiers supérieur du poumon droit, avec un défaut absolu d'élasticité ; le bruit inspiratoire est presque nul et bourdonnant, l'expiration est prolongée, le retentissement de la voix est anormal ; dans les fortes inspirations et en accélérant les mouvements inspirateurs, l'oreille perçoit une série de craquements secs et fins ; dans tout le reste de la poitrine, la respiration est normale. Il existe du bruit de souffle au cœur et un bruit de diable aux carotides ; la malade ne se plaint pas d'oppression ; la toux est pour ainsi dire nulle, ainsi que l'expectoration ; absence de sueurs ; quelques douleurs gastralgiques avec borborygmes, ballonnement et flatuosités, constipation opiniâtre.

La cure thermale dure quarante-deux jours ; la dose maximum est de quatre verres ; tolérance parfaite. Au départ, une véritable transformation s'est opérée dans tout l'organisme, les craquements ont en partie disparu, il ne reste qu'une faiblesse relative dans le murmure vésiculaire. Quelques jours après sa rentrée à Troyes, le flux menstruel, qui avait cessé depuis quatre ans, reparaît. L'hiver se passe sans accident.

Mlle C*** revient l'année suivante aux Eaux-Bonnes. M. Darralde et moi nous revoyons cette jeune fille, dont la poitrine ne présente plus que quelques signes caractéristiques d'une infiltration tuberculeuse. Une nouvelle cure d'Eaux-Bonnes est suivie et complète d'une manière définitive la guérison, déjà commencée l'année précédente. Elle ne s'est pas démentie (1860).

OBSERVATION XXII. — *Phthisie pulmonaire à forme torpide.* — *Tubercules ramollis.* — *Mort.* — M. L***, né à Paris, vingt-sept ans, officier de carabiniers ; taille très-élevée, système osseux très-développé et régulièrement proportionné, système nerveux normalement accentué, peau fine et blanche, cheveux châtains ; né de parents non tuberculeux et bien constitués ; système musculaire atrophié et amaigri, constitution appauvrie primitivement robuste, tempérament nerveux-sanguin. Des fièvres intermittentes contractées en Afrique et suivies d'une dyssenterie grave ont commencé par porter une atteinte sérieuse à la santé de ce jeune homme ; à son retour en France, à peine rétabli, il s'est livré avec excès à l'usage de l'absinthe et à l'abus des plaisirs vénériens.

A son arrivée à Bonnes (juillet 1853), ce malade est vu par M. le docteur Darralde et par moi ; nous constatons les altérations suivantes : grande maigreur, faiblesse extrême.

Les deux sommets de la poitrine offrent à la percussion un matité marquée ; le retentissement de la voix est exagéré ; le bruit respiratoire est rude dans certains points, nul dans d'autres, et partout masqué ou mêlé à des râles cavernuleux très-nombreux et très-distincts ; le côté droit, région sous-claviculaire, offre, dans l'étendue d'un pouce carré environ, du râle et de la respiration caverneuse avec pectoriloquie manifeste, mais seulement dans ce point. La toux est fréquente, fatigante ; l'expectoration opaque, grisâtre, striée de matières tuberculeuses, déchiquetée sur ses bords, pelotonnée et précipitant au fond du vase ; il existe des sueurs nocturnes abondantes ; l'appétit est encore régulier, et les fonctions digestives s'accomplissent d'une manière normale ; la fièvre existe le soir (deux moxas sous la clavicule droite).

La médication sulfureuse est tolérée pendant la première saison (vingt-cinq jours) d'une manière satisfaisante ; une certaine amélioration apparente se manifeste dans l'état général. La deuxième saison n'est pas aussi favorable. Un instant enrayés, les symptômes thoraciques se réveillent avec tous les caractères d'une exaspération plus intense ; la toux est incessante, la fièvre continue, l'expectoration extrêmement abondante et purulente. Les sueurs augmentent; il survient de la diarrhée ; les forces diminuent d'autant plus rapidement que l'appétit a disparu. Ce pauvre jeune homme succombe dans le courant de septembre avec tous les symptômes d'une phthisie tuberculeuse parvenue à sa dernière période.

OBSERVATION XXIII. — *Phthisie pulmonaire à forme torpide. — Tubercules crus. — Guérison.* — M. X***, vingt-cinq ans, né à Clermont; taille moyenne, système osseux régulièrement conformé, système musculaire primitivement développé, amaigri, système nerveux normalement accentué, peau fine, cheveux noirs, constitution assez forte, tempérament légèrement lymphatique ; né de parents tuberculeux, m'assure-t-on.

A son arrivée à Bonnes (1856), sur l'avis de M. le docteur Auclair, ce jeune homme est examiné par M. le docteur Darralde et moi. La cage thoracique est bien conformée. Au sommet de la poitrine, dans toute l'étendue du tiers supérieur du poumon droit, principalement en avant, il existe de la matité, du retentissement de la voix ; le bruit inspiratoire est rude, sec, peu étendu, entrecoupé, l'expiration est prolongée. L'oreille perçoit d'une manière distincte des craquements secs, fins et nombreux. Les battements du cœur retentissent anormalement dans ce point. En arrière, à gauche, au-dessous de l'angle inférieur de l'omoplate, il existe également de la matité, le bruit respiratoire est obscur, quelques râles crépitants épars çà et là. Ce jeune homme avait contracté, quelques années auparavant, une pneumonie qui paraît avoir été le point de départ de l'état organopa-

thique que nous constatons. Une hémoptysie s'est manifestée avant son arrivée. Il n'y a pas de fièvre ; la toux est
peu caractérisée ; l'expectoration est exclusivement muqueuse ; pas de sueurs ; il existe de l'oppression ; les fonctions digestives sont régulières. L'été précédent, M. X*** a
fait une cure au Mont-Dor sans succès. La durée de la
cure est de quarante-huit jours. La tolérance est parfaite ; l'hémoptysie ne reparaît pas. Dans le courant de
la médication, un vésicatoire est appliqué en arrière et
à gauche en vue de favoriser l'élimination du noyau
d'hépatisation chronique noté à l'arrivée, et un moxa est
ouvert sous la clavicule droite.

Au départ, malgré un accident assez grave survenu
pendant son séjour aux Eaux-Bonnes (chute de cheval,
luxation de l'épaule), l'amélioration déterminée dans
l'état général et local est sensible. Les signes stéthoscopiques sont notablement amoindris dans leur expression.

M. X*** retourne en Auvergne, où il passe l'hiver
sans fatigue. Il revient l'année suivante aux Eaux-
Bonnes. Nouvelle cure de vingt-cinq jours. A son départ, le sommet du poumon droit ne présente plus traces de l'induration tuberculeuse, le murmure vésiculaire
reste faible. Le noyau hypostatique gauche est résorbé.
L'état fonctionnel général est excellent. La santé de ce
jeune homme a continué à rester bonne ; des nouvelles
récemment reçues de lui m'ont donné la certitude que
cette guérison s'est confirmée.

OBSERVATION XXIV. — *Phthisie pulmonaire à forme tor-*
*pide.—Tubercules ramollis.—Mort.—*M. N***, né à Stock-
holm (Suède), trente ans ; taille moyenne, système musculaire atrophié, système nerveux peu développé, peau
fine, blanche, cheveux blond clair et très-fins, liséré
briqueté autour des gencives, extrémités digitales pré-

sentant l'incurvation hippocratique, membranes muqueuses pâles et décolorées. J'ignore s'il existe des antécédents d'hérédité. Constitution délicate, tempérament lymphatique.

A l'arrivée (juin 1855), pâleur et maigreur caractéristiques. Les deux tiers du poumon gauche présentent de la matité, vibration vocale exagérée à la palpation, de la bronchophonie ; le bruit inspiratoire est rude, marqué de râles cavernuleux très-nombreux et profonds ; l'expiration est prolongée et entrecoupée ; les battements du cœur retentissent dans ce point d'une façon anormale ; à droite, la respiration est puérile et assez rude.

La toux est creuse et fréquente, l'expectoration mucopurulente, présentant tous les signes si exactement indiqués par M. Louis à la période de ramollissement[1]. Il n'existe pourtant pas de fièvre, pas même le soir ; mais les sueurs nocturnes sont profuses.

Tolérée dès les premiers jours, la médication sulfureuse relève un instant, par son action dynamique, la vitalité abattue ; mais, dès le vingtième jour, elle imprime à la marche du tubercule une impulsion fatale, et il se forme sous la clavicule gauche une caverne, dont l'étendue augmente avec une rapidité extrême. La médication thermo-minérale est immédiatement suspendue. Les symptômes thoraciques et généraux s'exaspèrent ; l'oreille perçoit, quelques jours après, du tintement métallique sous la clavicule, qui annonce que l'excavation tuberculeuse est déjà très-vaste, et le malade succombe quelques semaines plus tard dans un état de cachexie, aux Eaux-Bonnes.

OBSERVATION XXV.—*Phthisie pulmonaire à forme torpide. — Tubercules crus. — Guérison.* — M. R. C***, né à

[1] *Recherches sur la phthisie,* Louis, p. 192.

Manchester, vingt-sept ans; taille élevée, système musculaire infiltré de tissu cellulo-graisseux; système nerveux peu développé, charpente osseuse parfaitement conformée, peau fine, parsemée d'éphélides lentiformes, cheveux blond ardent, dents blanches; les extrémités digitales présentent l'incurvation hippocratique; constitution molle, tempérament lymphatique. Le père du malade est mort phthisique.

A son arrivée aux Eaux-Bonnes, M. R. C*** est examiné par M. le docteur Darralde et par moi; nous constatons (juin 1855) :

. Le tiers supérieur du poumon droit présente en avant et en arrière un défaut d'élasticité marqué avec submatité, et cette altération plessimétrique correspond à de la bronchophonie, de la rudesse à l'inspiration, de l'expiration prolongée et des craquements secs, nombreux et très-fins, mais extrêmement obscurs; il existe à l'inspiration du bruit de froissement très-appréciable; le poumon gauche est dans des conditions normales; rien de particulier au cœur; la toux est peu intense, sèche le matin; il y a de l'oppression et de l'essoufflement; expectoration nulle. Le malade a eu une hémoptysie quelques mois avant son arrivée. Il existe quelques sueurs nocturnes partielles; absence de fièvre, même le soir; sentiment de brisement et de fatigue le matin au réveil; les fonctions digestives manquent d'initiative.

Le quinzième jour de la médication, *nous constatons de la manière la plus manifeste des craquements secs, nombreux, superficiels, du moins à la sensation de l'oreille, avec une diminution dans la submatité et dans la bronchophonie.*

La durée de la cure est de quarante-cinq jours; la tolérance est constamment soutenue par l'organisme. Au départ, il s'est opéré une transformation aussi rapide que complète dans l'état général et local de ce malade. L'appétit est très-énergique ; les forces sont revenues ; les sueurs ont disparu avec la toux ; il n'existe plus ni craquements, ni rudesse dans l'inspiration, ni expiration prolongée ; il ne s'est pas manifesté d'hémoptysie. Ces résultats furent constatés simultanément par M. Darralde et moi.

Trois ans après, **M. R. C***** revient aux Eaux-Bonnes en touriste, avec sa jeune femme qu'il venait d'épouser. Il n'y passa que quelques jours ; sa santé était excellente. La guérison ne s'était pas démentie.

OBSERVATION XXVI. — *Phthisie pulmonaire à forme torpide. — Tubercules ramollis. — Mort.* — M. G***, né à Châteauneuf (Vendée), trente ans ; taille élancée, système osseux régulièrement conformé, système musculaire atrophié, peau fine et blanche, cheveux noirs, tissu cellulo-graisseux peu développé, système nerveux très-exalté ; les extrémités digitales présentent le caractère hippocratique, la cage thoracique est étroite ; constitution frêle, primitivement robuste, tempérament lymphatique-nerveux.

Né d'un père vigoureux et d'une mère morte phthisique. Plusieurs hémoptysies successives peu abondantes ont signalé le début de sa maladie. Excès vénériens, abus des boissons alcooliques.

A son arrivée à Bonnes (juin 1856) : maigreur extrême, agitation nerveuse excessive, teint pâle, anémié ; voix éteinte, toux fréquente, quinteuse ; expectoration facile et striée de matière tuberculeuse ; fièvre le soir ; sueurs nocturnes profuses ; appétit véhément ; fonctions digestives régulières.

A la percussion, matité très-appréciable au sommet des deux poumons, plus marquée à droite, où la vibration vocale est exagérée, le bruit inspiratoire est masqué par des râles cavernuleux, du souffle bronchique très-accentués ; à gauche, la respiration est rude et altérée également par des râles cavernuleux mêlés à quelques râles de craquements secs ; la respiration est courte, faible ou bronchique, et mêlée à des râles bronchiques dans tout le reste de l'étendue des poumons. C'est sous la clavicule et dans la fosse sus-épineuse droite que les signes sont le plus accentués et dénotent un ramollissement de la matière tuberculeuse.

La médication sulfureuse a, comme toujours, pour premier effet de remonter en quelque sorte le niveau vital. Le vingt-huitième jour, j'examine la poitrine et je trouve que l'élément bronchique, coexistant avec l'état organique à l'arrivée, a disparu ; la respiration est plus nette dans plusieurs points de l'arbre aérien, mais le travail de tuberculisation semble rester étranger à cette heureuse modification ; rien n'est changé dans les signes stéthoscopiques liés à la présence des tubercules ; ces derniers, dégagés de tous les éléments secondaires, apparaissent avec plus de netteté. Suspension le quarante-deuxième jour. Etat général meilleur ; état local identique, abstraction faite de la disparition de la bronchite concomitante.

M. G*** passe l'hiver à Pau ; au printemps, une nouvelle hémoptysie se déclare et dure une huitaine de jours. Ce malade revient aux Eaux-Bonnes, l'été. Le travail de tuberculisation a suivi depuis l'an dernier sa marche fatale, lente il est vrai, mais opiniâtre ; le sommet gauche, où il n'existait que des craquements secs, est parsemé de craquements humides ; à droite, les râles cavernuleux sont beaucoup plus nombreux et plus étendus. En un mot, les deux lobes supérieurs des deux poumons sont infiltrés de tubercules ramollis ; toux, peu de fièvre.

La médication sulfureuse est reprise avec beaucoup moins de succès; la tolérance est difficile. Le vingtième jour, l'examen de la poitrine dénote la formation d'une caverne sous la clavicule gauche; une légère hémoptysie se déclare, je suspends la médication; la fièvre augmente, tous les symptômes morbides s'exaspèrent. M. G*** quitte les Eaux-Bonnes dans un état alarmant et succombe quelques semaines après sa rentrée dans sa famille.

Observation XXVII. — *Phthisie pulmonaire à forme torpide. — Tubercules ramollis. — Mort.* — Mme M*** (Angoulême), vingt-quatre ans; taille moyenne, mariée, un enfant, couches heureuses; système nerveux très-exalté, système musculaire atrophié, dépourvu de tissu cellulo-graisseux; cage thoracique rétrécie; extrémités digitales présentant le caractère hippocratique; peau fine et blanche, cheveux blonds, dents offrant un liséré briqueté gengival; membranes muqueuses anémiées, tissus pâles, constitution délicate, affaiblie, tempérament lymphatique-nerveux.

A son arrivée aux Eaux-Bonnes (juillet 1856), où elle est envoyée par M. le docteur Clauzure (d'Angoulême), Mme M*** offre tous les caractères d'une chloro-anémie très-caractérisée, qui semblent se rattacher à de nombreuses évacuations sanguines qu'une pleuro-pneumonie grave et étendue, et dont je constate des traces en arrière à la base et à droite, a nécessitées. Etat névropathique protéiforme.

Maigreur excessive; les deux tiers supérieurs du poumon gauche présentent de la matité, de la bronchophonie à un degré très-élevé; le bruit inspiratoire est rude et masqué par des craquements cavernuleux très-nombreux; à gauche, la voix retentit, la respiration est rude

et puérile, mais il n'y a pas de bruits anormaux ; bruit
de souffle au cœur et aux gros vaisseaux ; toux fréquente ; expectoration striée de matière tuberculeuse ;
fièvre le soir ; sueurs nocturnes ; appétit nul. Le premier
effet de la médication est de ramener un peu de vitalité
dans cette organisation languissante. Le dix-septième
jour de la cure, il survient de la fièvre, du dévoiement,
la toux augmente et s'accompagne de vomituritions ;
lipothymies fréquentes. Une caverne se forme dans la
fosse sus-épineuse gauche ; les craquements cavernuleux
sont en partie transformés en râles caverneux. Suspension de la médication. Mme M*** quitte les Eaux-Bonnes,
et j'apprends qu'elle ne tarde pas à succomber dans sa
famille, dans un état de cachexie tuberculeuse.

Observation XXVIII. — *Phthisie pulmonaire à forme
torpide. — Tubercules ramollis. — Mort.* — M. D***,
vingt-quatre ans, pharmacien à la Teste (Gironde) ; taille
moyenne, système osseux bien conformé et normalement développé, système musculaire amaigri, dépourvu
de tissu cellulo-graisseux, système nerveux en relief ;
liséré briqueté gengival ; extrémités digitales présentant
le caractère hippocratique ; teint pâle, constitution délicate, tempérament lymphatique-nerveux.

Né d'un père vigoureux et d'une mère qui, je crois,
est morte phthisique.

A son arrivée (1858) aux Eaux-Bonnes, où il se rend
sur l'avis de M. le docteur Lalesque, je constate aux deux
sommets de la poitrine de la matité, de la bronchophonie
plus marquée et plus étendue à gauche ; le bruit respiratoire est généralement faible, obscur ; l'inspiration est
rude, sèche et mêlée à des râles de craquements humides
en grande quantité ; quelques craquements secs à droite,
avec expiration prolongée.

Les bruits du cœur retentissent très-énergiquement à gauche au sommet, moins fortement à droite. Il existe du bruit de souffle au cœur, se propageant aux gros vaisseaux. La toux est fréquente, quinteuse, fatigante. Il y a de la fièvre le soir et des sueurs nocturnes partielles, de l'oppression et des étouffements. L'appétit est capricieux.

La médication sulfureuse est difficilement tolérée et administrée à des doses très-réduites. Une légère hémoptysie se manifeste dans le courant de la cure, qui ne dure que deux petites saisons de douze à quinze jours chacune, durant lesquelles la dose maximum est d'un verre par jour. Au départ, les signes symptomatiques de l'état organopathique n'ont subi de changement ni en bien ni en mal. Ils sont identiquement les mêmes qu'avant la cure. Le malade se sent un peu plus fort. L'hiver se passe sans accident. Au printemps, une hémoptysie se déclare, mais peu abondante. M. D*** revient en juillet 1859 à Bonnes.

Les symptômes pulmonaires sont plus graves. Les deux côtés de la poitrine présentent tous les signes d'une tuberculisation à la période de ramollissement. Le côté gauche a ses deux tiers infiltrés. Les symptômes généraux sont alarmants ; fièvre le soir, sueurs nocturnes très-abondantes, diarrhée, appétit nul, faiblesse excessive, abattement moral, essoufflement extrême, au moindre mouvement ; toux fréquente, quinteuse, expectoration abondante et renfermant de la matière tuberculeuse.

La médication sulfureuse est administrée à petites doses : mal tolérée, suspendue le quinzième jour, reprise durant quatre à cinq jours, sans plus de succès. Au départ, une caverne assez vaste existe à gauche sous la clavicule, où l'oreille perçoit du tintement métallique. Mort dans le courant d'octobre.

OBSERVATION XXIX. — *Phthisie pulmonaire à forme torpide. — Tubercules ramollis. — Mort.* — Mme C*** (Orléans), trente-huit ans ; taille moyenne, système musculaire amaigri, atrophié, système fibreux très-saillant, système nerveux mis en relief par la maladie, grande irritabilité, système osseux régulièrement proportionné, liséré briqueté gengival ; extrémités digitales présentant l'incurvation hippocratique ; teint pâle, anémié, peau sèche et rugueuse, cheveux noirs et soyeux, tempérament lymphatique-nerveux, constitution appauvrie. J'ignore s'il y a dans la famille des antécédents d'hérédité.

Sur l'avis de M. le docteur de Clinchamps (Orléans), cette dame arrive aux Eaux-Bonnes en juin 1859.

Maigreur extrême, affaiblissement profond. Aux deux sommets des poumons je constate une matité très-marquée, en avant et en arrière, correspondant à de la bronchophonie. Le bruit inspiratoire y est rude et masqué par des râles cavernuleux francs ; l'expiration est prolongée et entrecoupée, quelques craquements secs sont perçus en arrière au niveau du tiers moyen de l'omoplate des deux côtés ; des râles muqueux sous-crépitants à grosses bulles sont perçus également dans différents points de l'arbre aérien. Les bruits du cœur ont un retentissement exagéré aux deux sommets. Il existe du bruit de souffle très-fort au cœur et dans les carotides. La toux est fréquente, quinteuse, fatigante ; l'expectoration est opaque, privée d'air, les crachats sont pelotonnés et arrondis, et striés de matière tuberculeuse ; la dyspnée est profonde, et tient en grande partie également à la profonde faiblesse de la malade ; les sueurs sont profuses la nuit, et traversent matelas et paillasse ; la diarrhée est extrêmement abondante, le ventre est météorisé, les membres inférieurs infiltrés, l'appétit nul ; il existe une douleur gastrique constante qu'exaspère l'ingestion des liquides et des solides et que l'eau de Seltz seule parvient à calmer; la voix est aphone. Fièvre le soir seulement, précédée de frissons périodiques. La malade a eu des hémoptysies avant son arrivée. Le mal, au dire de cette dame, paraît avoir débuté par une pleurésie dont je constate encore des traces morbides en arrière et à droite.

Le premier effet de la médication sulfureuse, associée à des moyens thérapeutiques que commande l'état général, est d'amener dès les premiers quinze jours une sorte d'amélioration dans l'état général, principalement dans l'état des voies digestives. La diarrhée est enrayée, les sueurs diminuées, le météorisme disparaît insensiblement; la malade peut prendre quelques potages sans ressentir de douleurs gastralgiques. L'eau minérale est tolérée à petites doses (12 cuillerées par jour). Les symptômes thoraciques s'amendent. Mme C*** peut faire quelques promenades à âne. La fièvre persiste néanmoins tous les soirs : j'élève la dose à 20 cuillerées; immédiatement après, il se manifeste une exaspération dans l'état symptomatologique de la poitrine.

Un nouvel examen découvre dans la région sous-claviculaire gauche une excavation tuberculeuse de formation récente. A droite, en avant et en arrière, les râles cavernuleux tendent à se transformer en râles caverneux. L'expectoration devient insensiblement presque entièrement purulente; les sueurs reparaissent avec de la diarrhée. La malheureuse femme succombe le trente-cinquième jour de son arrivée à Bonnes, à la troisième période de la phthisie pulmonaire, sans hémoptysies.

OBSERVATION XXX. — *Phthisie pulmonaire à forme torpide. —Tubercules crus. —Guérison.* — M. L***(Bergerac), vingt-huit ans; taille élevée, système musculaire peu développé, dépourvu de tissu cellulo-graisseux, système nerveux prédominant, imagination vive exaltée, peau fine et sèche, système osseux régulièrement développé ; la cage thoracique est peut-être un peu rétrécie ; liséré gengival briqueté, doigts longs, présentant à leur extrémité le caractère hippocratique ; constitution frêle, délicate, tempérament lymphatique-nerveux. J'ignore s'il existe des tuberculeux dans les ascendants du malade.

A son arrivée aux Eaux-Bonnes, je constate au sommet du poumon droit (juin 1857) de la matité en avant ; du défaut d'élasticité en arrière ; la voix ralentit d'une manière anormale ; le bruit inspiratoire est rude, sec, entrecoupé, légèrement bronchique, l'expiration est prolongée ; il existe dans les fortes inspirations des craquements secs très-distincts, principalement en avant. Les bruits du cœur sont extrêmement retentissants dans ce point. A gauche, la respiration est légèrement puérile, mais n'offre pas d'autre altération : bruit de souffle au cœur se propageant dans les gros vaisseaux. La toux est fréquente, sèche et quinteuse le soir ; l'expectoration est purement [salivaire et nacrée; l'oppression est peu marquée ; il existe des douleurs intercostales erratiques. Pas de sueurs la nuit ; absence de fièvre le jour, fièvre légère le soir. Les fonctions digestives sont régulières.

Application d'un moxa sous la clavicule. La médication sulfureuse est parfaitement tolérée et continuée pendant trente-neuf jours. Quelques jours après le début du traitement minéral, les craquements sont beaucoup plus appréciables; la matité a diminué avec la bronchophonie.

Au départ du malade, tous les signes caractéristiques de l'induration tuberculeuse du lobe supérieur ont disparu, sans en excepter un seul. C'est un des cas les plus remarquables que j'aie observés de la rapidité des effets de l'élément hydrosulfureux.

L'hiver se passa sans récidive. Au printemps, M. L***, obligé de changer de résidence, va habiter une localité située sur les bords de l'Océan, où il contracte une pleurésie (mai 1859) qui malheureusement est méconnue au début (médication tardive). Il revient aux Eaux-Bonnes (juillet 1859). Les deux tiers du poumon gauche en arrière sont le siége d'un vaste épanchement pleurétique. Malgré la profonde secousse que cette affection a produite sur toute l'économie et malgré le voisinage du siége de la maladie primitive, je constate, non sans surprise, que le poumon droit est resté complétement étranger à cet événement morbide ; et pourtant la loi de suppléance lui impose un surcroît d'activité fonctionnelle. Après quarante jours de traitement sulfureux, aidé de vésicatoires nombreux *loco dolenti*, de frictions avec la teinture de scille et de digitale, M. L*** quitte les Eaux-Bonnes dans un état de santé convenable, n'offrant plus à l'auscultation qu'un léger frottement pleurétique.

OBSERVATION XXXI. — *Phthisie pulmonaire à forme torpide. — Tubercules crus. — Guérison.* — Mme de X*** (Vendée), trente ans ; deux enfants, couches heureuses ; taille petite, système musculaire peu développé, tissu cellulo-graisseux assez abondant, système nerveux prédominant, système osseux régulièrement proportionné ; cage thoracique légèrement aplatie au sommet droit ; peau fine, blanche, cheveux très-blonds, membranes muqueuses anémiées ; constitution délicate, tempérament lymphatique-nerveux.

A son arrivée à Bonnes (juin 1856), sur l'avis de M. le docteur Herbelin, la malade me dit avoir eu antérieurement une hémoptysie et plusieurs bronchites successives, que l'on a combattues par des évacuations sanguines répétées, à la suite desquelles il s'est développé un état anémique prononcé. Une légère hémoptysie a eu lieu quelques mois avant. Je suis fondé à croire que la mère de cette jeune femme a succombé à une phthisie pulmonaire. Le père jouit d'une bonne santé.

Le tiers supérieur du poumon droit présente un défaut d'élasticité très-prononcé ; la voix est retentissante, le bruit inspiratoire est extrêmement faible, à peine perceptible ; l'expiration est prolongée et soufflante. Il existe à l'inspiration un grésillement confus qui n'est plus du froissement pulmonaire et pas encore du craquement sec. Les bruits du cœur retentissent d'une manière anormale dans ce point. Le murmure vésiculaire est généralement faible, la respiration manque d'ampleur. Il existe du bruit de souffle très-marqué au premier temps, et se propageant dans les gros vaisseaux aux carotides où il a tous les caractères du bruit de diable. La malade se plaint d'une petite toux sèche fatigante ; l'expectoration est salivaire. Il existe des douleurs intercostales erratiques, de l'oppression, du brisement des membres le matin et quelques transpirations nocturnes partielles. Le flux menstruel est très-peu abondant ; son apparition, bien que régulière, est douloureuse et s'accompagne de douleurs gastralgiques et de météorisme. La malade a beaucoup maigri dans ces derniers temps.

Le douzième jour de la médication sulfureuse, l'oreille perçoit des craquements secs très-distincts disséminés dans toute l'étendue du lobe supérieur droit. Le défaut d'élasticité semble avoir diminué, ainsi que la bronchophonie. La cure est continuée pendant quarante jours et parfaitement tolérée. Il ne se manifeste pas de crachement de sang. Au départ, craquements persistants.

L'hiver, quoique passé en Bretagne, s'écoule sans accident. Mme de X*** revient l'année suivante : elle est moins bien depuis le printemps, époque où elle a contracté la grippe. A son arrivée, je constate de la toux et des râles bronchiques dans les gros tuyaux. L'état organopathique du lobe supérieur est à peu de chose près identique. Les bruits anormaux persistent; nouvelle cure, trente-sept jours, tolérance parfaite. Au départ, état général excel-lent; la menstruation est plus riche et la dysménorrhée a disparu. L'auscultation, pratiquée de concert avec M. le docteur Darralde, que la malade désire consulter avant son départ, ne nous révèle plus la moindre irrégularité plesso-stéthoscopique. Mme de X*** habite la Bretagne ; elle n'a pas été obligée depuis cette époque de revenir aux Eaux-Bonnes. Sa guérison ne s'est pas démentie.

OBSERVATION **XXXII**. — *Phthisie pulmonaire à forme torpide.* — *Tubercules crus.* — *Hémoptysies fréquentes et graves.* — *Guérison.* — M. X***, vingt-quatre ans, né à Nantes ; taille au-dessus de la moyenne, système osseux régulièrement conformé, système musculaire mou, re-lâché, infiltré de tissu cellulo-graisseux, système nerveux oblitéré ; peau blanche habituellement moite, cheveux blonds, teint pâle et blafard, membranes muqueuses dé-colorées; constitution molle peu résistante, tempérament lymphatique; né d'une mère morte phthisique. Ce jeune homme a eu plusieurs hémoptysies très-graves et très-abondantes. Des excès vénériens et de chasse semblent avoir mis en relief le germe héréditaire du mal.

A son arrivée aux Eaux-Bonnes, sur l'avis de M. le docteur Herbelin (de Nantes), je constate (juin 1858) un état de torpeur et d'abattement profond. La vitalité est déprimée, le pouls est fréquent et irrégulier et correspond à des battements du cœur non isochrones et très-forts ; il existe du bruit de souffle périsystolique appréciable aux carotides; le foie est très-volumineux;

Le sommet du poumon droit manque d'élasticité à la

percussion; il y a de la matité sous la clavicule ainsi qu'à la base en arrière, même côté, où je constate du frottement pleurétique. En haut le bruit inspiratoire est faible, obscur, bourdonnant, et offre des craquements secs nombreux, très-distincts; l'expiration est prolongée, la voix retentit d'une manière anormale; pas de toux, ni d'expectoration; dyspnée et anhélation au moindre mouvement; fonctions de nutrition irrégulières; anorexie. Le malade accuse des sueurs nocturnes assez abondantes.

La médication sulfureuse est administrée durant quarante-deux jours, et parfaitement tolérée; il ne se manifeste pas de retours hémoptoïques : vers le milieu de la cure, M. X*** se sent déjà beaucoup plus fort, il entreprend des courses à pied et à cheval sans en éprouver de fatigue; ses fonctions digestives s'accomplissent d'une manière plus régulière. Les sueurs nocturnes ont complétement disparu. L'examen de la poitrine dénote une atténuation notable des irrégularités plesso-stéthoscopiques. Au départ, le malade présente les modifications suivantes : l'état fonctionnel général est infiniment meilleur, le teint est plus coloré, moins blafard, la peau a perdu cette moiteur notée à l'arrivée; le pouls est moins fréquent, plus plein, moins irrégulier; les battements du cœur ont perdu de leur caractère tumultueux, et le bruit de souffle a notablement diminué. Le tiers supérieur du poumon droit a repris son élasticité et sa sonorité plessimétrique ; le murmure vésiculaire a gagné en force, en franchise et en étendue; les craquements ne sont plus perçus qu'en très-petit nombre au tiers interne de la clavicule ; la voix a perdu sa bronchophonie et l'expiration est rentrée dans ses limites de durée normale.

M. X*** n'est pas revenu aux Eaux-Bonnes; j'ai eu de ses nouvelles il y a quelques mois. M. X*** habite la campagne, il y jouit d'une bonne santé, et a pu reprendre ses goûts de chasse sans inconvénient.

OBSERVATION XXXIII. — *Phthisie pulmonaire à forme torpide.* — *Tubercules ramollis.* — *Mort.* — M^rs X***, née à Londres (trente-sept ans); taille très-élevée, système osseux très-développé et régulièrement, système musculaire atrophié, dépourvu de tissu cellulo-graisseux ; système nerveux primitivement très-impressionnable, mis en relief par la souffrance ; irritabilité extrême, peau sèche, rugueuse, teint pâle, anémié ; membranes muqueuses décolorées, cheveux blonds, extrémités digitales présentant le caractère hippocratique, dents régulièrement rangées, offrant au rebord gengival un liséré briqueté ; constitution appauvrie, primitivement robuste ; tempérament lymphatique-nerveux. Mrs. X*** ne compte pas de phthisiques dans ses ascendants ; mariée de très-bonne heure, elle a eu trois enfants d'un premier lit, et un d'un second. Des hémoptysies peu abondantes, mais fréquentes, suivies de quelques symptômes morbides locaux et généraux, ont signalé, il y a deux ans, le début de la maladie. Après avoir successivement passé deux hivers en Italie, Mrs. X*** arrive aux Eaux-Bonnes en juin 1858.

Les deux sommets des poumons présentent : à droite, tous les signes plesso-stéthoscopiques, sans en excepter un seul, d'une tuberculisation pulmonaire parvenue à la période de ramollissement, sans caverne ; à gauche, la marche du mal est moins avancée, les tubercules sont encore à l'état de crudité. Il existe de la toux, de la fièvre le soir ; l'expectoration est muco-purulente et abondante. Des sueurs profuses et nocturnes affaiblissent la malade. L'estomac est capricieux et digère mal. Il n'y a pas de diarrhée ; les mouvements du cœur sont tumultueux, irréguliers ; il y a du bruit de souffle très-accentué et s'étendant jusqu'aux carotides. La malade est très-oppressée.

L'extrême prudence apportée dans l'administration des Eaux-Bonnes, jointe à une médication analeptique, semble ramener un instant la vie dans cet organisme languissant et épuisé. Le dix-septième jour, l'examen de la poitrine me donne malheureusement la preuve que cette amélioration était purement passagère, et n'était que l'expression fugitive de cette stimulation fonctionnelle que tout agent dynamique imprime dès le début à l'économie. Le trente-deuxième jour, il se manifeste une intolérance invincible de la médication sulfureuse. Les râles cavernuleux se mêlent à droite à des râles caverneux, la respiration revêt dans quelques points le caractère caverneux ; à gauche, le travail paraît stationnaire. L'état général est toujours mauvais.

Mrs. X*** retourne en Italie, à Rome, où l'habileté de mon honorable confrère, M. le docteur Pantaleone, jointe à l'action vivifiante du ciel italien, parvient un instant à enrayer la marche de la maladie. Au printemps, de nouveaux signes non équivoques d'une recrudescence tuberculeuse se manifestent à la suite d'une bronchite légère contractée par imprudence. Mrs. X*** revient aux Eaux-Bonnes (juin 1859). Le côté droit en arrière, fosse sous-épineuse, et en avant sous la clavicule, est le siége d'une large caverne, où je perçois du gargouillement, du tintement métallique et du souffle caverneux. Le côté gauche est toujours au même point ; les tubercules, dans ce côté, semblent frappés d'immobilité. Les Eaux-Bonnes sont très-imparfaitement administrées, et encore plus mal tolérées. La fièvre redouble avec les sueurs ; l'expectoration devient exclusivement purulente, l'oppression est extrême, la faiblesse excessive, l'appétit nul ; la malade succombe dans le marasme vingt-cinq jours après son arrivée aux Eaux-Bonnes, sans qu'il se soit manifesté d'hémoptysie.

OBSERVATION XXXIV. — *Phthisie pulmonaire à forme éréthique. — Hémoptysies. — Tubercules crus. — Mort.* — Mme X***, trente et un ans, née à Pau ; taille moyenne, système osseux régulièrement développé, système musculaire atrophié et dépourvu de tissu cellulo-graisseux ; peau sèche, contractée et rugueuse ; teint habituellement coloré, pommettes vermillonnées, cheveux noirs, dents régulières, liséré briqueté des gencives ; constitution primitivement robuste, affaiblie ; tempérament nerveux à prédominance sanguine. Née de parents bien constitués, cette malade est mariée depuis dix ans ; elle a un enfant. Des chagrins domestiques paraissent avoir été la cause primordiale et efficiente de l'affection de poitrine dont elle est atteinte et qui a débuté par une hémoptysie assez violente remontant à plusieurs mois, et qui a été suivie de plusieurs autres, mais beaucoup moins abondantes.

A son arrivée aux Eaux-Bonnes (juin 1857), où elle se rend d'après le conseil de mon père, M. le docteur Cazenave, la toux est sèche, quinteuse ; l'expectoration difficile, visqueuse et purement salivaire ; douleur oppressive ; pouls petit, fréquent, nerveux, fébrile le soir ; peau sèche et chaude, teint animé, œil brillant. Du pityriasis capitis, des granulations pharyngiennes et quelques plaques eczémateuses aux oreilles et au cou, indiquent l'existence d'une diathèse herpétique. Dans toute l'étendüe du lobe supérieur gauche, je constate du défaut d'élasticité à la percussion, de la matité en avant sous la clavicule, correspondant à de la rudesse, et de la sécheresse à l'inspiration, de l'expiration prolongée et soufflante, de la bronchophonie et des craquements secs, nombreux, disséminés dans tous les points sus-indiqués. Les battements du cœur y retentissent d'une façon à faire croire à une ectopie de cet organe.

Le côté droit est dans des conditions normales. L'appétit est fantasque. Quelques sueurs nocturnes se sont manifestées depuis peu. La malade a notablement maigri depuis six mois.

Deux moxas *loco dolenti*, dix jours de lait d'ânesse, une pilule de cynoglosse le soir, amènent préalablement une détente dans l'état éréthique de l'organisme.

La médication sulfureuse est administrée à doses extrêmement fractionnées et provoque une légère hémoptysie le douzième jour. Une nouvelle tentative est plus heureuse, et la médication est suivie pendant dix-sept jours, époque à laquelle apparaissent des signes d'intolérance; à l'auscultation, je constate : que l'évolution tuberculeuse est en voie de passer à la deuxième période, et qu'il se manifeste une nouvelle éruption néoplastique, même côté, au niveau de l'angle inférieur de l'omoplate; les symptômes généraux de cet état organopathique s'exaspèrent. La malade me quitte dans un état plus alarmant que lorsqu'elle est arrivée.

L'hiver suivant, elle succombe avec tous les signes morbides d'une phthisie aiguë (1858).

OBSERVATION XXXV. — *Phthisie pulmonaire à forme torpide. — Tubercules crus. — Hémoptysies. — Guérison.* — Le père X***, de la compagnie de Jésus, vingt-sept ans, né à Paris; taille moyenne, système osseux bien charpenté, système musculaire peu développé, dépourvu de tissu cellulo-graisseux, système nerveux prédominant; initiative intellectuelle très-grande; peau rude, sèche; système pileux abondant et noir; constitution robuste, accidentellement affaiblie; tempérament nerveux-sanguin. Issu de parents bien constitués, le père X*** a toujours joui d'une excellente santé jusqu'à l'époque où les épreuves ascétiques du noviciat ont porté une atteinte très-grave à sa constitution et ont déterminé deux hémoptysies à trois mois l'une de l'autre; la dernière a eu lieu six semaines avant son arrivée. Sur l'avis de M. le docteur Andrieu, il se rend aux Eaux-Bonnes (juillet 1854).

Maigreur extrême, peau sèche et moite, toux fréquente, quinteuse, voix sourde; pouls fébrile le soir, sueurs nocturnes plus abondantes, oppression. Le tiers supérieur du poumon droit offre de la matité, de la résonnance de la voix, surtout en avant; la vibration vocale est très-sensible, le bruit inspiratoire est rude et sec et masqué par des craquements secs très-distincts et très-nombreux; l'expiration est prolongée. Les bruits du cœur retentissent dans cette région avec force. Le côté gauche est dans un état normal; le cœur n'offre rien de particulier. Les fonctions digestives sont irrégulières. Dyspepsie.

Durée de la cure thermo-minérale de quarante jours. Tolérance complète. Il ne se manifeste pas de crachement de sang. Quelques jours avant son départ, le père X*** peut prêcher en chaire et confesser sans fatigue. Au départ, tous les signes caractéristiques de l'engorgement tuberculeux ont radicalement disparu.

Le père X*** est revenu l'année suivante aux Eaux-Bonnes; la guérison ne s'est pas démentie, et une cure de vingt-cinq jours a consolidé les résultats obtenus l'année précédente.

OBSERVATION XXXVI. — *Phthisie pulmonaire à forme torpide. — Caverne circonscrite. — Guérison.* — M. de X***, trente-deux ans (Dijon); taille moyenne, système osseux régulièrement développé ; cage thoracique à diamètres restreints, système musculaire atrophié, dépourvu de tissu cellulo-graisseux, système nerveux oblitéré, peau fine et blanche, cheveux châtains ; extrémités digitales présentant ce caractère hippocratique que j'ai déjà souvent noté dans les observations précédentes, sur l'importance duquel M. le professeur Trousseau a appelé plus particulièrement l'attention (*Journal des Connaissances médico-chirurgicales*, 1834) ; teint blafard, constitution délicate, tempérament lymphatique. Né de parents bien constitués.

M. de X*** a séjourné plusieurs années en Afrique, où il a été atteint d'une dyssenterie grave. A sa rentrée en France, il a contracté plusieurs bronchites qui ont été très-mal soignées ; la dernière, plus intense, a été suivie d'une hémoptysie abondante et qui a mis les jours du malade dans le plus grand danger.

A son arrivée à Bonnes (juillet 1850) je constate, de concert avec M. le docteur Darralde, les altérations suivantes :

Le sommet du poumon gauche est le siége d'une excavation tuberculeuse, dont l'existence est révélée par une respiration caverneuse, du tintement métallique et du souffle tubaire. A la percussion, je constate dans ce point ce frémissement analogue à celui que donne un pot fêlé, et que M. le professeur Grisolle a signalé[1] : la voix est amphorique. Ces altérations stéthoscopiques ne sont appréciables que dans la région sous-claviculaire : au-dessus de la clavicule et dans la fosse sus-épineuse du même côté, je perçois un défaut de sonorité à la percussion ; le bruit respiratoire y est rude et faible, et mêlé à des craquements secs et quelques râles cavernuleux.

---

[1] *Traité de pathologie interne*, p. 508, t. II.

Le poumon gauche dans tout le reste de son étendue, ainsi que le côté droit, n'offre pas le plus léger signe de la présence d'autres tubercules. Il existe seulement, çà et là, disséminés dans les ramifications bronchiques, des râles muqueux. Chose étrange! malgré la gravité du diagnostic, l'organisme semble étranger à la manifestation de cet état organopathique. Ainsi, la toux est presque nulle; le matin seulement il en existe et elle s'accompagne d'une expectoration caractéristique, opaque, à bords déchiquetés; les crachats sont striés de matière tuberculeuse et précipitent au fond du vase : ils sont abondants. Le malade accuse quelques sueurs nocturnes fétides. L'oppression est presque nulle; la voix a conservé un timbre assez clair. Il n'y a pas de fièvre, pas même le soir. Les fonctions digestives sont régulières et énergiques. La médication sulfureuse est administrée durant deux saisons, de vingt jours chaque; elle est parfaitement tolérée et ne ramène pas d'hémoptysie. Au départ, un nouvel examen de la poitrine nous démontre la disparition absolue de tous les râles de craquements secs et humides, perçus au début, région sus-claviculaire et fosse sus-épineuse; tous les râles muqueux disséminés dans l'arbre bronchique ont été éliminés sous l'action résolutive de l'eau minérale. A gauche, sous la clavicule, siége de l'excavation tuberculeuse, je constate : que le tintement métallique n'existe plus; que la voix conserve encore un léger caractère amphorique, et que la respiration n'est plus caverneuse, mais qu'elle est remplacée par du souffle tubaire.

M. de X*** quitte les Eaux-Bonnes. Dix années s'écoulent sans que je revoie ce malade. A la fin de 1859, le hasard me le fait rencontrer à Orthez (Basses-Pyrénées), où ses fonctions l'ont appelé. M. de X*** est marié, père d'un enfant; sa santé, depuis son départ des Eaux-Bonnes, ne lui a pas donné de nouveaux motifs d'inquiétude. J'examine sa poitrine et je constate, sous la clavicule gauche, tous les signes stéthoscopiques d'une caverne cicatrisée. C'est le seul fait de ce genre qu'il m'a été permis d'observer dans une pratique de dix années sur un effectif de six cent phthisiques.

OBSERVATION XXXVII. — *Phthisie pulmonaire à forme torpide.* — *Tubercules crus.* — *Guérison.* — Mme de X***, vingt-trois ans (Agen); taille petite, système osseux régulièrement développé, système musculaire infiltré de tissu cellulo-graisseux mou, relâché, système nerveux très en relief, système cutané blanc, très-fin; cheveux blonds, très-soyeux; membranes muqueuses pâles, décolorées; liséré briqueté des gencives; extrémités digitales présentant le caractère hippocratique; constitution molle, tempérament lymphatique-nerveux. A son arrivée aux Eaux-Bonnes, où elle se rend sur l'avis du docteur Andrieu, je constate au sommet du poumon droit, et dans toute l'étendue du lobe supérieur, un défaut de sonorité marquée avec une vibration vocale exagérée, un bruit inspiratoire rude et faible; de l'expiration prolongée, du retentissement de la voix, du bruit de froissement mêlé à des craquements secs, très-distincts à l'inspiration; du bruit de souffle au cœur ainsi que dans les carotides. La malade accuse de l'oppression; quelques mois avant, elle a eu une hémoptysie. Elle tousse; depuis elle a beaucoup maigri; la voix est voilée et rauque; expectoration muqueuse, quelques sueurs nocturnes, appétit fantasque, état dyspeptique, menstruation irrégulière depuis quelques mois, sang pauvre, défibrinisé. La malade ne compte pas de phthisiques dans sa famille. Des chagrins domestiques violents paraissent avoir développé cet état organopathique.

La médication sulfureuse est administrée à des doses assez élevées, et tolérée pendant quarante-deux jours sans que la cure thermale soit signalée par des hémoptysies. Sous son influence, l'état des fonctions digestives gagne en énergie et en régularité : l'organisme reprend de la vitalité, la toux disparaît, l'expectoration tarit et l'auscultation la plus minutieuse ne constate plus, au départ de la malade, la plus légère trace d'infiltration tuberculeuse.

Mme de X*** n'est pas revenue depuis cette époque aux Eaux-Bonnes. Elle habite la campagne, près d'Agen : sa santé est excellente. Sa guérison s'est consolidée.

Observation XXXVIII. — *Phthisie pulmonaire à forme torpide.* — *Tubercules crus.* — *Guérison.* — Mlle Z***, dix-huit ans (Bretagne); taille moyenne, système osseux régulier, système musculaire normalement développé; système nerveux très-excitable; peau fine, parsemée d'éphélides lentiformes; cheveux d'un blond doré, membranes muqueuses pâles, décolorées; liséré briqueté aux gencives; extrémités digitales présentant le caractère hippocratique; constitution frêle et délicate; tempérament lymphatique-nerveux. La grand'mère de cette jeune personne et une sœur sont mortes phthisiques.

A son arrivée à Bonnes, où elle se rend sur l'avis de M. le docteur Bataille (de Nantes), Mlle Z*** présente l'état suivant : le tiers supérieur du poumon gauche offre un défaut de sonorité marquée; vibration vocale sensible à la palpation; le bruit inspiratoire est d'une faiblesse extrême; la voix retentit d'une façon anormale; l'expiration est prolongée; il existe du bruit de froissement pulmonaire à l'inspiration; je ne constate pas de craquements. Dans tout le reste du poumon gauche, le murmure vésiculaire est faible ; le côté droit n'offre pas d'anomalie ; les bruits du cœur retentissent d'une manière exagérée à gauche, au sommet. Il y a du bruit de souffle périsystolique et carotidien. La menstruation est pauvre, mais régulière. Il y a de la dyspepsie, de la constipation habituelle et opiniâtre, de l'oppression au moindre exercice. La voix est gutturale, le pharynx est parsemé de granulations, les amygdales sont hypertrophiées ; il y a du pityriasis capitis abondant. Pas de fièvre ni de sueurs nocturnes, toux presque nulle, légèrement sèche le matin.

Le quinzième jour de la médication sulfureuse, je perçois très-distinctement des bruits de craquements secs, avec une diminution dans la bronchophonie et un peu plus de sonorité à la percussion. Ils persistent durant toute la cure, qui est de quarante-huit jours. Ils existent au départ, malgré l'amélioration marquée survenue dans l'état général.

Deux mois après, je revois cette jeune fille, et je constate une disparition complète de tous les bruits anormaux, avec une régularité parfaite dans l'état fonctionnel et organique du poumon. Les granulations sont notablement atténuées. L'état général s'est notablement fortifié.

Mlle Z*** n'est pas revenue aux Eaux-Bonnes. Sa santé est excellente.

OBSERVATION XXXIX. — *Phthisie pulmonaire à forme torpide. — Tubercules ramollis. — Aggravation.* — Mlle C*** (Orléans), vingt-deux ans ; taille élevée, système osseux parfaitement régulier, système musculaire mou, relâché, infiltré de tissu cellulo-graisseux ; système nerveux peu développé ; peau fine et blanche ; membranes muqueuses décolorées, liséré briqueté des gencives ; extrémités digitales présentant le caractère hippocratique ; constitution molle et relâchée ; tempérament lymphatique. J'ignore si la malade compte des phthisiques dans sa famille. A son arrivée aux Eaux-Bonnes, où elle se rend sur l'avis de M. le docteur de Clinchamps, la malade est dans l'état suivant : grande faiblesse. La malade a notablement maigri depuis quelques mois ; elle a eu des hémoptysies abondantes. Les deux tiers supérieurs du poumon gauche offrent un défaut d'élasticité et une matité très-marquée, correspondant à de la bronchophonie, du bruit inspiratoire rude et sec, à des craquements caverneux très-nombreux ; l'expiration est prolongée. La respiration est généralement rude et trachéale. La vibration vocale à la palpation est très-appréciable. La toux est continue, quinteuse, fatigante ; l'expectoration est difficile, muco-purulente ; la voix est aphone, extrêmement rauque, quand elle veut se faire entendre. Il y a des sueurs nocturnes abondantes, de la fièvre le soir, de l'oppression. Les fonctions digestives sont assez régulières.

La médication sulfureuse est mise en usage et difficilement tolérée au début : toutefois, la cure peut être continuée durant vingt-cinq jours sans amener la plus légère amélioration. Loin de là, les symptômes généraux augmentent en intensité, et les signes locaux de l'état organopathique prennent un caractère de gravité plus grande. L'auscultation révèle, sous la clavicule gauche, du souffle caverneux, de la pectoriloquie (en un mot, un commencement d'excavation tuberculeuse). Les sueurs sont tellement abondantes qu'elles inondent les matelas et le sommier. Mlle C*** quitte les Eaux-Bonnes dans un état plus alarmant qu'à son arrivée. J'ignore ce que cette malade est devenue.

Observation XL. — *Phthisie pulmonaire à forme éréthique. — Tubercules ramollis. — Hémoptysies fréquentes. — Aggravation.* — Mme X*** (Clermont), quarante-cinq ans; taille moyenne, système osseux régulièrement développé; système musculaire atrophié, amaigri, dépourvu de tissu cellulo-graisseux; système nerveux, naturellement très-impressionnable, surexcité par la maladie; peau sèche, rugueuse, contractée; extrémités digitales présentant le caractère hippocratique; liséré briqueté des gencives; tempérament nerveux, constitution appauvrie. Je n'ai pu savoir, d'une manière positive, si cette dame compte des phthisiques dans sa famille. Jeune fille, elle a toujours eu une santé déplorable; mariée et mère de deux enfants, sa santé, loin de se raffermir, a donné des craintes plus sérieuses. Plusieurs hémoptysies successives, une grande facilité à contracter des rhumes, ont signalé les cinq ou six dernières années. M. le docteur Gagnon a envoyé cette dame aux eaux du Mont-Dor, l'année précédente, sans succès, et lui a donné le conseil de venir aux Eaux-Bonnes. A son arrivée (juillet 1857) : maigreur extrême, teint pâle cachectique, faiblesse excessive. L'examen de la poitrine dénote de la matité très-marquée dans toute l'étendue du lobe supérieur du poumon droit, correspondant à de la bronchophonie; le bruit inspiratoire est rude, sec et faible, le bruit de l'expiration très-prolongé; des craquements secs, mêlés à de nombreux râles humides (râles cavernuleux), sont perçus en avant et en arrière. Les bronches des deux côtés de la poitrine sont parsemées de râles muqueux : à droite, dans les deux tiers inférieurs du poumon, le murmure vésiculaire est d'une faiblesse extrême; à gauche, la respiration est puérile. Les battements du cœur précipités, non isochrones, retentissent violemment au sommet à droite, et sont accompagnés d'un bruit de souffle extrêmement fort.

La toux est habituellement sèche, quinteuse ; l'expectoration est presque nulle. La malade ne sait pas cracher ; elle accuse une oppression douloureuse et très-vive. La voix est éteinte ; le pouls, habituellement petit, serré, fréquent, mais non franchement fébrile, ne prend ce dernier caractère que vers le soir ; quelques sueurs nocturnes peu abondantes la nuit ; fonctions digestives irrégulières. Les fonctions menstruelles ont cessé depuis plusieurs mois.

Le neuvième jour de la médication sulfureuse (3/4 de verre), il se manifeste une hémoptysie passive, qui est promptement arrêtée. Les Eaux-Bonnes sont reprises six jours après. Nouvelle hémoptysie le septième jour de la cure. Suspension définitive. L'examen de la poitrine démontre : 1° au sommet et à droite, la transformation dans quelques points du râle cavernuleux en râle caverneux ; de la bronchophonie en pectoriloquie, la disparition des craquements secs ; 2° même côté, au niveau de l'angle inférieur de l'omoplate, de la matité, de la bronchophonie, des craquements secs nombreux ; en un mot, tous les signes d'une éruption tuberculeuse nouvelle.

Mme X*** quitte les Eaux-Bonnes. Je n'ai pas eu de ses nouvelles depuis son départ.

Observation XLI. — *Phthisie pulmonaire à forme torpide. — Tubercules crus. — Guérison.* — Mlle de X*** (Niort), dix-huit ans ; taille petite, cheveux blonds, peau blanche et fine, yeux bleus, teint pâle et blafard, système osseux bien développé, système musculaire mou, relâché, infiltré de tissu cellulo-graisseux ; système nerveux normalement accentué ; liséré briqueté des gencives ; extrémités digitales présentant une légère incurvation hippocratique ; constitution molle, tempérament lymphatique. Née de parents parmi lesquels la mère et une grand'mère sont mortes phthisiques.

Pityriasis capitis, avec blépharite, quelques dartres furfuracées au visage, avec des granulations à la gorge, dénotent l'existence d'une diathèse herpétique; menstruation pauvre; sang pâle et défibrinisé; leucorrhée. D'après le conseil de M. le docteur Barilleau (Poitiers), cette jeune fille arrive aux Eaux-Bonnes.

(Juin 1857.) Les deux sommets de la poitrine dénotent de la matité, un défaut d'élasticité très-appréciable. Le murmure vésiculaire est extrêmement faible, nul dans quelques points. Sous les clavicules, l'inspiration est rude et sèche avec du bruit de froissement pulmonaire; l'expiration est prolongée. La voix retentit partout au sommet d'une manière exagérée. Mlle de X*** accuse de l'oppression. La toux et l'expectoration sont nulles. Il n'y a pas de sueurs. Bruit de souffle au cœur et aux carotides. Il existe de la dyspepsie, des flatuosités, du ballonnement.

Le dix-septième jour du traitement thermo-minéral, l'auscultation révèle des craquements secs et nombreux, très-fins, disséminés aux deux sommets et dont la manifestation récente coïncide une fois encore avec une diminution marquée dans la bronchophonie et la matité. Ces bruits anormaux persistent durant toute la cure, mais par voie d'extinction graduelle. Au départ, le murmure vésiculaire a notablement gagné en ampleur et en énergie; le bruit inspiratoire a perdu sa sécheresse, l'expiration tend à rentrer dans ses limites de durée normale. La voix a perdu son retentissement anormal; il n'existe plus que quelques petits craquements secs, épars et rares, perceptibles seulement dans les fortes inspirations, ou lorsque la toux est provoquée.

L'état général est infiniment meilleur.

Mlle de X*** n'est pas revenue aux Eaux-Bonnes. Sa santé s'est consolidée. J'ai appris, à la fin de l'année dernière (1859), que cette demoiselle s'était mariée.

OBSERVATION XLII. — *Phthisie pulmonaire à forme éréthique. — Tubercules crus. — Hémoptysies. — Aggravation.* — Mlle X***, vingt-cinq ans (Pau) ; taille au-dessus de la moyenne, système osseux régulièrement développé, système musculaire atrophié, dépourvu de tissu cellulo-graisseux ; peau sèche, rugueuse ; cheveux blonds ; système nerveux très-accentué ; impressionnabilité extrêmement vive ; membranes muqueuses pâles, décolorées ; extrémités digitales présentant le caractère hippocratique ; constitution frêle, tempérament nerveux. Née d'une mère maladive et d'un père lymphatique. L'enfance de Mlle X*** a été languissante ; réglée de bonne heure ; sang menstruel toujours pauvre, défibrinisé. Les premiers signes avant-coureurs de la maladie de poitrine dont est affectée cette jeune fille remontent à l'année 1856, époque où, à la suite d'une grippe tenace, il se manifesta une première hémoptysie qui, quelques mois plus tard, fut suivie d'une deuxième assez abondante. A son arrivée à Bonnes (juillet 1858), où l'envoie mon père, le sommet du poumon droit offre une légère dépression de la paroi antérieure du thorax, correspondant dans ce point à un défaut d'élasticité en avant, à de la matité en arrière. Les battements du cœur y retentissent d'une manière violente ; la voix a un caractère bronchophonique ; l'inspiration y est rude, sèche, entrecoupée, et masquée de nombreux craquements secs, très-fins, sans mélange de bulles humides. L'expiration est prolongée et soufflante. Dans le reste de l'organe pulmonaire, le murmure vésiculaire est très-faible. Il existe du bruit de souffle périsystolique au cœur et du bruit de diable aux carotides. La malade se plaint de douleurs névralgiques thoraciques erratiques, et d'oppression. La toux est sèche, petite et fréquente. L'expectoration est nulle. Il y a quelques sueurs nocturnes. Le pouls est habituellement petit, serré, fréquent et fébrile le soir; la voix est rauque, les fonctions digestives sont capricieuses, irrégulières; la digestion s'accompagne de flatuosités, de gonflement et de douleurs gastralgiques.

La médication sulfureuse n'est tolérée qu'à des doses extrêmement réduites, et n'amène pour résultat, après trente jours de cure, qu'une amélioration générale peu sensible. L'état organopathique reste stationnaire. Il ne s'opère pas de modification dans les signes plesso-stéthoscopiques. Le printemps suivant (1859), malgré la sévérité du régime suivi et les moyens thérapeutiques employés, il se manifesta, à la suite d'une émotion violente, une nouvelle hémoptysie. Mlle X*** revint à Bonnes en juin. L'état général est mauvais : il existe dans tout l'organisme un éréthisme en quelque sorte fiévreux ; l'examen de la poitrine dénote un commencement de ramollissement des tubercules, qui étaient à l'état de crudité l'année précédente. Il y a de la fièvre le soir. Les Eaux-Bonnes sont de nouveau employées, et suspendues dès le vingtième jour; la fièvre a pris le caractère continu, la toux est incessante et rend le sommeil impossible ; les sueurs ont augmenté et l'oreille perçoit des craquements dans toute l'étendue du tiers supérieur du poumon droit.

Une hémoptysie très-abondante se manifeste quelques semaines après son retour dans sa famille.

OBSERVATION XLIII. — *Phthisie pulmonaire à forme torpide. — Tubercules crus. — Guérison.* — Miss B***, née en Ecosse, dix-huit ans; taille moyenne, système osseux peu développé; cage thoracique rétrécie et cylindroïde;

système musculaire, atrophié et relâché; peau fine et blanche; cheveux blond cendré; membranes muqueuses anémiées; liséré briqueté des gencives; doigts très-longs et présentant à leur extrémité le caractère hippocratique; système nerveux extrêmement impressionnable; constitution frêle, tempérament lymphatique. Née la onzième de parents bien constitués. Arrivée aux Eaux-Bonnes (juin 1859), où elle est envoyée par M. le docteur Taylor : grande faiblesse, grande pâleur, prostration morale, organisme en quelque sorte dépourvu de vitalité. Aux deux sommets de la poitrine, absence de sonorité et d'élasticité, correspondant à de la bronchophonie, de la rudesse à l'inspiration, une extrême faiblesse du murmure vésiculaire, du bruit de froissement pulmonaire, et de l'expiration prolongée. Des craquements secs très-fins ne sont appréciables que dans les fortes inspirations et en provoquant la toux. Il existe un bruit de souffle au cœur, un bruit de diable aux carotides. Toux peu intense, expectoration nulle ; quelques sueurs nocturnes. Le pouls est lent, dépressible, et ne bat que 62 pulsations par minute; l'appétit est nul ; dyspepsie, menstruation régulière, mais pauvre et insuffisante, sang décoloré. — Tous ces symptômes sont identiques à ceux consignés dans la consultation du docteur (N***, de Londres), que cette demoiselle a consulté. La durée de la cure est de quarante-deux jours; l'eau minérale est parfaitement tolérée. Au départ, une véritable transformation s'est opérée dans l'état de cette jeune fille; sous l'influence reconstituante de l'agent hydro-sulfureux, la vitalité s'est réveillée, l'organisme s'est fortifié, les chairs ont repris de la fermeté; les tissus sont plus colorés, les fonctions digestives plus actives et plus régulières, et l'examen le plus minutieux de la poitrine ne constate pas de traces de l'état organopathique signalé à l'arrivée de la malade. Comme cette guérison est de date trop récente, je ne la consigne ici que sous bénéfice d'inventaire, mais, pour moi, je la considère d'avance comme définitive.

OBSERVATION XLIV. — *Phthisie pulmonaire à forme torpide. — Tubercules ramollis. — Hémoptysies. — Guérison.* — Mme X*** (Poitiers), vingt-quatre ans, mariée, deux enfants ; taille au-dessous de la moyenne, système osseux régulièrement développé ; système musculaire mou, relâché, infiltré de tissu cellulo-graisseux ; système nerveux normalement accentué ; peau fine, parsemée de taches de rousseur ; cheveux blond doré ; liséré briqueté des gencives ; extrémités digitales ne présentant pas le caractère hippocratique ; membranes muqueuses décolorées ; constitution molle, tempérament lymphatique. Je ne pourrais pas affirmer que cette dame ait des parents phthisiques.

Sur l'avis de M. le docteur de Morineau, Mme de X*** se rend aux Eaux-Bonnes (juin 1853).

Les deux tiers supérieurs du poumon droit présentent tous les caractères plesso-stéthoscopiques d'une tuberculisation en voie de ramollissement ; matité ; bronchophonie ; inspiration rude, faible, masquée de craquements humides, de râles caverneux, auxquels se mêlent en très-petit nombre quelques craquements secs. Le bruit d'expiration est très-prolongé. Les bruits du cœur retentissent dans cette région d'une façon anormale ; la toux et l'expectoration sont presque nulles. Il n'y a pas de fièvre ; l'ensemble de l'organisme paraît être resté étranger au développement de cet état organopathique. Il existe un peu d'oppression ; quelques mois avant son arrivée, Mme de X*** a eu une hémoptysie assez abondante ; la voix est rauque ; les fonctions digestives sont régulières et assez énergiques ; la menstruation, régulière, est pauvre. Il existe des flueurs blanches abondantes, accompagnées de douleurs de reins, se propageant dans la fosse iliaque gauche et dans les cuisses, symptomatiques d'un déplacement de l'utérus qui est en rétroversion.

La cure hydro-thermale est suivie pendant quarante jours ; elle est parfaitement tolérée, et ne provoque ni fièvre, ni le retour de crachements hémoptoïques. Quinze demi-bains, avec douches ascendantes, pris aux Eaux-Chaudes, complètent le traitement. A son départ, tous les signes pathognomoniques de l'infiltration tuberculeuse notés à l'arrivée ont en partie disparu. Les râles cavernuleux n'existent plus, les craquements secs ne sont plus perçus dans aucun point ; il n'existe que de la faiblesse relative dans le murmure vésiculaire et de la rudesse dans l'inspiration. La bronchophonie n'est plus appréciable, et le côté droit résonne tout aussi bien que le côté gauche. Adressée en premier lieu à M. le docteur Puyoo, médecin alors aux Eaux-Bonnes, cette dame revit avant son départ cet honorable confrère, qui constata avec moi la modification véritablement surprenante que les Eaux-Bonnes avaient opérée dans l'état du poumon. La guérison s'est consolidée depuis ; Mme de X*** n'a pas été obligée de revenir aux Eaux-Bonnes. C'est un des cas extrêmement rares où les tubercules en voie de ramollissement ont pu être heureusement modifiés dans leur texture histologique par l'action des Eaux-Bonnes.

OBSERVATION XLV. — *Phthisie pulmonaire à forme torpide.* — *Tubercules ramollis.* — *Aggravation.* — Mlle T*** (Salins), vingt ans ; taille moyenne, système osseux régulièrement développé, système musculaire mou, relâché, infiltré de tissu cellulo-graisseux ; système nerveux

normalement accentué ; peau fine et blanche ; cheveux
fins et soyeux ; teint blafard ; membranes muqueuses décolorées ; liséré briqueté des gencives ; extrémités digitales présentant le caractère hippocratique ; constitution
appauvrie, anémique ; tempérament lymphatique. Née
de parents phthisiques ; cette demoiselle est orpheline.

A son arrivée (juin 1858), je constate dans toute l'é-
tendue du tiers supérieur du poumon droit une matité
marquée, une vibration vocale exagérée à la palpation,
avec de la bronchophonie éclatante, un bruit inspiratoire rude et faible, masqué par des râles cavernuleux
très-abondants ; l'expiration est prolongée , les battements du cœur retentissent d'une façon violente dans
ce point. Il existe un bruit de souffle très-marqué au
cœur, dont les mouvements manquent d'isochronisme ;
du bruit de diable aux carotides. A ces signes pathognomoniques de la lésion pulmonaire se joignent tous les
symptômes d'un état chloro-anémique très-prononcé.

La toux est fréquente, l'expectoration difficile et peu
abondante ; la voix éteinte ; l'oppression très-vive. Peu
de fièvre, le soir seulement ; des sueurs la nuit. Des dis-
positions diarrhéiques marquées.

La médication sulfureuse est suivie et assez bien tolérée pendant vingt-deux jours, et a pour effet de ramener
dans l'état général une certaine somme de vitalité. L'auscultation ne constate pas de changements appréciables
dans l'état du poumon. Mⁿᵉ T*** revient en juin 1859 aux
Eaux-Bonnes, après avoir passé l'hiver dans d'assez mauvaises conditions. L'amélioration produite par la médication sulfureuse n'a été que passagère ; six semaines
après son retour à Salins, la malade est retombée dans
une faiblesse profonde ; il lui a été de toute impossibilité
de quitter sa chambre. A son arrivée, cette pauvre jeune
fille est dans un état de prostration profonde. L'examen

de la poitrine dénote à droite la même altération organique signalée l'année précédente : le mal n'a pas fait de
progrès ; mais à gauche l'oreille perçoit un travail récent
de tuberculisation à l'état de crudité (tiers supérieur
gauche). La malade a le plus vif désir de reprendre les
Eaux-Bonnes qu'elle considère comme sa seule et dernière
ressource. Malgré l'extrême prudence apportée dans le
dosage de la médication minérale, je ne tarde pas à m'a-
percevoir que l'agent hydro-sulfureux exerce dès le quinzième jour une action funeste. La fièvre, qui ne se mani-
festait que le soir, tend à devenir continue ; la toux amène
des vomituritions ; l'expectoration, très-abondante, est
striée de matière tuberculeuse ; l'auscultation signale
au-dessous de la clavicule droite du râle caverneux, de
la pectoriloquie et un léger gargouillement. Une caverne
est en voie de se former. Je suspends la médication, je
place un moxa *loco dolenti,* et la malade me quitte dans
un état très-alarmant. Qu'est-elle devenue depuis? je
l'ignore. Mais, quelle que puisse être l'issue de la maladie, et elle est facile à prévoir, le mode d'action de l'eau
minérale, dans cette circonstance, n'en est pas moins
caractéristique.

Tels sont les faits cliniques qui m'ont paru offrir le
plus d'intérêt, et devoir jeter quelque lumière sur le
mode d'action thérapeutique des Eaux-Bonnes dans le
traitement de la phthisie pulmonaire. Sur les six cents
observations de phthisie pulmonaire que j'ai recueillies
dans ma pratique aux Eaux-Bonnes, j'aurais pu certaine-
ment en choisir un nombre plus considérable, mais je
me suis avant tout attaché à ne relater ici que les cas où
l'existence de la phthisie ne pouvait être révoquée en

doute, du moment que mon diagnostic, la plupart du temps contrôlé par des praticiens d'un mérite incontestable, ne reposait point seulement sur la constatation exclusive de quelques altérations plesso-stéthoscopiques, mais sur la coexistence de ces signes pathognomoniques avec un ensemble des symptômes généraux diathésiques non équivoques, dominant l'organisme en entier. Toutefois, malgré tout mon désir de multiplier les faits susceptibles de faire ressortir la spécificité d'action des Eaux-Bonnes dans le traitement de la phthisie pulmonaire, et de préciser les lois hydrothérapiques qui président d'une façon en quelque sorte mathématique aux indications et aux contre-indications de leur emploi, comme mon intention n'a pas été de présenter ici une statistique, mais de citer des exemples à l'appui de mes assertions, je me vois dans l'obligation de borner ici cette énumétion clinique déjà longue, et qui, prolongée, deviendrait inévitablement fastidieuse pour le lecteur. Les observations que je viens de rapporter, en suppléant à leur faiblesse numérique par la netteté de leurs résultats, suffiront, j'ose l'espérer, à résoudre le problème d'hydrothérapie minérale que je me suis posé dans ce travail.

Examinons en conséquence quelles peuvent être les données hydriatriques qui découlent de leur analyse :

Sur quarante-cinq cas de phthisie pulmonaire observés aux différentes phases de la maladie, et sous ses diverses formes morbides générales, nous trouvons que les Eaux-Bonnes ont déterminé :

1º Vingt-quatre guérisons confirmées, dont vingt-deux se rapportant à des cas où la phthisie pulmonaire avait revêtu la forme torpide, et était encore au premier degré de son développement (période de crudité); une concernant un cas de phthisie également torpide parvenue au deuxième degré (période de ramollissement), et la dernière relative à un tuberculeux porteur d'une caverne *exceptionnellement* cicatrisée, sous l'influence de l'eau minérale (troisième degré).

2° Dix-huit cas de mort, dont *cinq fois* chez des phthisiques *érethiques* porteurs de tubercules au premier degré, *deux fois* lorsque la maladie, offrant également cette forme, était arrivée à la période de ramollissement, et *onze fois* dans des cas où la phthisie pulmonaire présentant la forme *torpide*, était parvenue à la période de ramollissement.

3° Enfin l'eau minérale a exaspéré les symptômes morbides sans amener la mort, *une fois* à la période de crudité dans un cas de phthisie *érethique*, et *deux fois* à la période de ramollissement, dans deux cas de phthisie pulmonaire à forme *torpide*.

La première réflexion qui s'offre à l'esprit en parcourant ces résultats statistiques, c'est que les Eaux-Bonnes, semblables en cela aux sources sulfureuses sodiques de la Raillère (Cauterets), du Pré-à-Luchon, d'Amélie-les-Bains, et aux sulfurées calciques d'Enghien et d'Allevard, toutes eaux, comme on le sait, indiquées à des titres différents dans le traitement de la phthisie pulmonaire, les Eaux-Bonnes, dis-je, sont d'autant plus efficaces dans cette affection et d'autant mieux tolérées, que les phthisiques auxquels elles sont administrées sont d'une constitution lymphatique ou scrofuleuse; mais aussi plus que toutes ces eaux, prises par des tuberculeux d'un tempérament nerveux et irritable, d'une constitution maigre et sèche, à peau aride, prédisposés aux congestions sanguines, provoquent-elles immédiatement des signes non équivoques d'intolérance, et déterminent-elles souvent des hémoptysies, tout en imprimant infailliblement à la marche du tubercule une activité fatale.

La deuxième observation qui ressort de l'étude de ces

faits cliniques et qui constitue la caractéristique de ces eaux, c'est que les Eaux-Bonnes sont particulièrement et presque exclusivement indiquées au premier degré de la phthisie pulmonaire, alors que le produit hétéromorphe est encore à l'état de crudité ou de granulations grises, tandis qu'elles sont plutôt nuisibles et dangereuses lorsque l'élément anatomique de la phthisie pulmonaire est parvenu à la période de ramollissement, ou qu'il existe déjà des cavernes au sein du parenchyme pulmonaire.

A ce premier point de vue, les Eaux-Bonnes sembleraient différer essentiellement dans leurs applications thérapeutiques des eaux d'Enghien, dont M. le docteur de Puisaye, leur inspecteur adjoint, nous a démontré de la manière la plus précise l'efficacité hydriatrique à la deuxième période de la phthisie pulmonaire, en nous exposant les dangers que cette médication lui paraissait offrir à la période de crudité.

La même dissidence semblerait également exister entre les Eaux-Bonnes et les eaux de Saint-Honoré-les-Bains (sulfurées sodiques) qui, d'après leur judicieux inspecteur, M. le docteur Allard, ne conviendraient qu'à titre de palliatives à la deuxième période de cette maladie. La même remarque paraît devoir s'appliquer aux eaux de Pierrefonds, employées en inhalation.

Les Eaux-Bonnes, par contre, se rapprocheraient dans leurs effets des eaux du Mont-Dor, que MM. Bertrand, et après ces honorables praticiens, MM. Mascarel et Chabory considèrent comme contre-indiquées lorsque le tubercule est parvenu à la période de ramollissement; enfin il en serait de même en ce qui concerne les eaux d'Allevard, dont leur honorable inspecteur, M. le docteur Niepce, nous a démontré l'efficacité à la période de crudité du tubercule (séance de la Société d'hydrologie, 1er février 1858).

Telle était également à cet égard la manière de voir de mon regrettable et illustre maître, le docteur Andrieu, dont l'opinion se trouve pleinement confirmée par les faits que je viens de relater. « Les Eaux-Bonnes, disait-il dans « son *Essai sur les Eaux-Bonnes*, sont applicables seule-« ment dans la première période de la tuberculisation « pulmonaire, à moins toutefois qu'il n'y ait complica-« tion d'abcès résultant d'une pneumonie chronique. »

M. le docteur Darralde, dont la parole en matière d'hydrologie jouit à juste titre d'une haute autorité, considère les Eaux-Bonnes comme applicables à toutes les périodes de la phthisie. Il n'en excepte que la phthisie à forme aiguë (phthisie galopante, *phthisis florida*), vis-à-vis de laquelle la contre-indication cesse du jour où les signes d'acuïté ont disparu [1]. L'opinion de mon illustre confrère et honorable ami m'inspire un trop grand respect pour avoir la présomption d'infirmer les résultats de sa longue expérience; toutefois, comme je n'écris que ce que j'ai vu par moi-même, j'attendrai, avant de partager l'avis de ce profond observateur, qu'un plus grand nombre de faits vienne modifier dans ce sens mes convictions actuelles. Ce ne sont pas, en effet, quelques cas isolés de guérisons de phthisie pulmonaire accidentelle et circonscrite (observations XXXVI, XLIV) qui peuvent contre-balancer les nombreux cas d'insuccès qui ont signalé l'emploi de ces eaux à la deuxième et à la troisième période de cette maladie. Il n'est peut-être pas, à mon avis, d'eau minérale qui fasse mieux que les Eaux-Bonnes ressortir la justesse des appréciations émises par MM. Trousseau et Pidoux (*Traité de thérapeutique*, II, p. 676) en ce qui concerne le mode d'action des eaux sulfureuses en général. « Quand la phthisie pulmonaire,

[1] Constantin James, *Guide pratique*, p. 57.

« disent ces profonds observateurs, s'accompagne d'expec-
« toration purulente, de fièvre hectique, de sueurs, de
« diarrhée, les eaux minérales sulfureuses accélèrent
« plutôt qu'elles ne retardent la marche de la maladie. »

Quelques-unes des observations relatées plus haut
nous offrent une particularité d'hydrothérapie minérale
des plus caractéristiques, et sur laquelle je crois avoir
le premier appelé l'attention des hydrologues (*Recherches
cliniques sur l'action des Eaux-Bonnes*, 1854, p. 74, 75),
et qui nous révèle sous le jour le plus manifeste l'existence de cette action spécifique et élective, privilége exclusif des Eaux-Bonnes, et en vertu de laquelle ces eaux
concentrent leurs effets dynamiques sur l'élément anatomique de la phthisie pulmonaire.

Dans ces observations, en effet, nous voyons l'agent
hydro-sulfureux guidé, par ses tendances électives, se
porter immédiatement sur le point du parenchyme pulmonaire où siégent les tubercules, détruire la coque
congestive qui les enveloppe et que leur présence y en-
tretient, et démasquant ainsi le produit hétéromorphe,
permettre aux signes pathognomoniques de la lésion
organique de parvenir à l'oreille dans toute leur netteté.
C'est ainsi qu'à l'aide de cette propriété en quelque sorte
révélatrice spéciale aux Eaux-Bonnes, il nous a été bien
souvent donné de rectifier des diagnostics erronés ou
douteux.

Si la puissance médicatrice des Eaux-Bonnes se bor-
nait à ces effets préliminaires et purement préparatoires,
elle ne justifierait qu'imparfaitement, je l'avoue, l'intérêt thérapeutique auquel ces eaux ont le droit de pré-
tendre. Mais il est loin d'en être ainsi; on n'a, pour
s'en convaincre, qu'à jeter un coup d'œil sur les vingt-
quatre observations de guérison que j'ai déjà rapportées.
Que voyons-nous, en effet?

D'une part, en vertu de l'action élective que les Eaux-Bonnes possèdent sur les organes respiratoires, la congestion pulmonaire épigénétique ou péri-tuberculeuse résorbée ; le produit hétéromorphe démasqué, isolé et immobilisé dans la trame cellulo-vasculaire des poumons ; les signes plesso-stéthoscopiques graduellement amoindris, et disparaissant d'une manière définitive à mesure que l'éponge pulmonaire reprend sa perméabilité et retrouve son énergie fonctionnelle ;

D'autre part, l'économie entière profondément modifiée dans l'intimité de sa constitution organique et fonctionnelle par l'action dynamique de l'eau minérale, acquérant une force de vitalité et de résistance qui la met désormais à même de triompher de cette disposition diathésique morbide sous le joug de laquelle elle languit, et dont le tubercule n'est en définitive que la manifestation anatomo-pathologique locale.

Mais, m'objectera-t-on peut-être, les signes stéthoscopiques relatés dans vos observations comme pathognomoniques de la présence des tubercules ne peuvent-ils pas aussi bien se rapporter à la congestion pulmonaire épigénétique qui accompagne ces tubercules eux-mêmes, ou bien à une congestion pulmonaire idiopathique ?

Bien que le point d'anatomie pathologique que soulève cette objection ait été déjà, de la part de mes honorables collègues MM. Gerdy, Bourdon et Moutard-Martin, l'objet d'une intéressante discussion, qu'il me soit néanmoins permis d'émettre ici les réflexions que me suggère le côté hydrologique de cette importante question.

Si nous consultons les données que nous fournit journellement aux Eaux-Bonnes la clinique thermale, nous ne tarderons pas à nous convaincre que le doute n'est pas longtemps possible à cet égard.

En effet, si cette analogie séméiotique était aussi positive qu'on veut bien le croire, si, en un mot, les signes que je rapporte à la présence des tubercules n'étaient que l'expression pathognomonique de l'engorgement péri-tuberculeux, comment donc se ferait-il que, dans certains cas de congestion pulmonaire de nature douteuse, à expression symptomatique vague et confuse, comme il en existe quelques cas dans les observations qui précèdent, le *craquement sec*, qui, de tous les signes pathognomoniques du tubercule, est à mon avis incontestablement le seul caractéristique, eût attendu pour se produire que les Eaux-Bonnes lui eussent préalablement imprimé leur excitation impulsive? Si sa raison d'être, si sa manifestation eût dépendu de la congestion pulmonaire péri-tuberculeuse et non exclusivement du tubercule lui-même, pourquoi donc le stéthoscope n'en a-t-il pas signalé l'existence dès le début de la cure thermale? pourquoi sa révélation est-elle venue précisément coïncider chaque fois avec une diminution dans l'intensité de la bronchophonie et de la matité? Par la raison toute simple et la seule admissible, que le tubercule plus ou moins profondément déposé dans la trame cellulo-vasculaire des poumons, se trouvant en quelque sorte emprisonné dans la coque péri-tuberculeuse qui le circonscrit à la façon d'un kyste, n'a pu donner signe de sa présence que du moment où la résorption de cette enveloppe épigénétique a pu s'opérer sous l'influence éliminatrice des Eaux-Bonnes.

Les faits ne donnent-ils pas raison à cette manière de voir? Ne demeure-t-il pas ainsi démontré, pour toute personne qui a la plus légère notion de stéthoscopie, que le craquement sec, étranger à l'existence de la congestion pulmonaire péri-tuberculeuse, se rattache exclusivement à la présence du tubercule dont il est, je le répète, le signe pathognomonique le plus expressif, au même titre que le râle crépitant sec et fin est regardé, depuis les belles recherches de M. le professeur Grisolle sur la pneumonie, comme le signe pathognomonique absolu et exclusif de cette dernière affection?

D'ailleurs, les données pathogéniques que nous possédons sur les conditions particulières qui président à la production du râle de craquement sec, ne viennent-elles pas amplement confirmer mes appréciations à cet égard? En effet, M. le docteur Fournet, dont les beaux travaux sur l'auscultation ont doté la science de notions aussi exactes que précieuses sur les signes caractéristiques de la phthisie pulmonaire à sa première période, nous explique la manière dont se produit ce phénomène stéthoscopique dans les termes suivants : « Le degré de per- « méabilité de la portion du parenchyme pulmonaire « intermédiaire à l'infiltration tuberculeuse, est une des « conditions de la production du râle de craquement sec « ou de ses diverses transformations. En effet, sans pou- « voir préjuger le mécanisme de formation de ces râles, « on conçoit que le degré de force avec lequel une co- « lonne d'air ou une multitude de petites colonnes d'air « sont poussées dans le voisinage des corps étrangers « que renferme le tissu pulmonaire, doit influer beau- « coup sur le degré d'intensité du râle de craquement « et de ses diverses transformations. » (*Recherches cli- niques sur l'auscultation des organes respiratoires*, p. 197, 198.)

N'est-il pas évident que les Eaux-Bonnes, en favorisant la résorption préalable de la congestion pulmonaire péri-tuberculeuse, ont précisément réalisé, dans les cas que j'ai cités, ces conditions de perméabilité indispensables à la production du râle de craquement sec? Niera-t-on maintenant que ce phénomène stéthoscopique soit le signe pathognomonique exclusif de la présence du tubercule ? Qu'il me soit encore permis d'invoquer le témoignage de M. le docteur Fournet, dont l'opinion, en matière de stéthoscopie, jouit à juste titre de la plus grande autorité. « La phthisie pulmonaire, » dit ce savant observateur, à la page 187 de ses *Recherches cliniques*, « est la seule affection dans laquelle « on entende le râle de craquement. Quelque soin avec « lequel je l'aie cherché dans d'autres affections de poi- « trine, je ne l'ai jamais trouvé que dans la tuberculisa- « tion des poumons ; mais cette donnée générale ne s'ap- « plique qu'aux formes élevées du râle de craquement, « elle se rapporte surtout à la première période de ce « râle, alors qu'il est sec. »

Enfin, deux observateurs aussi consciencieux qu'expérimentés, MM. les docteurs Barth et Henri Roger, dans leur *Traité pratique d'auscultation*, disent, p. 176, en parlant de ce phénomène stéthoscopique : « Les craque- « ments secs coïncident presque constamment avec les « phénomènes de la phthisie pulmonaire à ses premières « périodes. »

Je crois donc inutile d'insister plus longtemps sur la valeur significative de ce bruit stéthoscopique.

Toutefois, à ceux qui trouvent que les lois sur lesquelles repose l'admirable découverte de l'illustre Laennec n'offrent pas toute la précision désirable, je répondrai qu'une congestion ou induration siégeant au sommet des poumons, dont la manifestation locale, caractérisée par les signes stéthoscopiques que je viens d'indiquer, s'accompagne de toux, d'amaigrissement, parfois de fièvre et de sueurs nocturnes, d'oppression, de douleurs plus ou moins vives dans le dos, entre les épaules, ou sur un des côtés de la poitrine, souvent d'hémoptysies, parfois de troubles dans les fonctions digestives, et de plusieurs signes généraux qui signalent toujours le début de la phthisie pulmonaire, sur lesquels M. le docteur H. Bourdon a publié les indications les plus précises et les plus intéressantes[1], et que, lorsqu'à ce cortége de symptômes généraux viendront se joindre des antécédents héréditaires ou des circonstances commémoratives accidentelles spéciales, je répondrai, dis-je, *que cette congestion pulmonaire est infailliblement de nature tuberculeuse*. Tout médecin qui a l'habitude de soigner des phthisiques ne s'y méprendra jamais, et ne confondra pas une congestion spécifique, tuberculeuse, avec ces congestions passives, symptomatiques d'une affection du cœur ou des gros vaisseaux ; avec ces tumeurs encéphaloïdes, ces kystes, ces concrétions pierreuses, cartilagineuses ou calcaires, ou bien encore avec ces noyaux hypostatiques que l'on rencontre chez les vieillards dont la faiblesse sénile a enrayé la circulation, lésions dont la marche et les symptômes n'offrent avec les congestions qui nous occupent aucune espèce d'analogie.

D'ailleurs existe-t-il bien réellement des congestions idiopathiques, localisées au sommet des poumons, susceptibles de donner par la similitude de leurs signes plessimétriques et stéthoscopiques le change à une congestion tuberculeuse ?

S'il m'est permis de joindre le tribut de mon expérience personnelle à celle de MM. Gerdy, Bourdon et Moutard-Martin, je dirai que, depuis dix ans que j'exerce la médecine aux Eaux-Bonnes, j'ai vu bien des maladies de poitrine, et de toute sorte ; or, je déclare en toute sincérité n'avoir jamais rencontré d'induration ou congestion pulmonaire de ce genre. On est venu nous citer, à l'appui de cette étrange doctrine (Société d'hydrologie,

---

[1] *Recherches cliniques sur quelques signes propres à caractériser le début de la phthisie pulmonaire*, par M. H. Bourdon.

séance du 19 mars 1860), le cas isolé d'un vieillard qui, après avoir offert durant la vie tous les signes plesso-stéthoscopiques d'une congestion pulmonaire tuberculeuse, ne présentait à l'autopsie aucune trace de tubercules, mais qui, en revanche, était porteur d'une affection organique du cœur. La coexistence de cette complication organique me dispense, je suppose, de faire ressortir toute la faiblesse d'un pareil argument; car si personne ne conteste la possibilité d'une congestion pulmonaire dans ces conditions morbides, personne non plus ne se méprendra un instant sur la nature d'une semblable congestion. ·

Enfin, dans mon désir de dissiper tous mes doutes à cet égard, je me suis demandé si la congestion pulmonaire tuberculeuse ne pouvait pas être confondue, par une certaine similitude de signes plesso-stéthoscopiques et de siége, avec ces manifestations syphilitiques tardives, parfois héréditaires, ces dépôts plastiques qui quelquefois se forment dans certains points de la trame pulmonaire, désignés sous le nom de *tumeurs gommeuses*, et sur lesquels les beaux travaux de MM. Cullerier (1817), Lagneau (1824), Ricord, Cazenave [1], Depaul et Gubler [2], Bouisson [3], et tout récemment Van Oordt [4], ont appelé plus particulièrement l'attention.

Dans cette circonstance, j'ai eu recours à la bienveillance et aux lumières de M. le docteur Ricord, dont la vaste expérience pouvait me fournir à ce sujet les données les plus exactes et les plus complètes; je suis heureux de pouvoir m'appuyer ici du témoignage de ce profond et judicieux observateur.

---

[1] *Traité des syphilides.*
[2] *Bulletin de la Société anatomique*, 1852.
[3] *Gazette médicale de Paris.*
[4] Thèse, 1859.

D'après M. Ricord, les cas de ce genre seraient assez rares; il n'en a rencontré qu'un très-petit nombre; ils présentaient bien, comme l'induration tuberculeuse pulmonaire, de la matité, de la rudesse dans l'inspiration, de l'expiration prolongée, de la bronchophonie, et même des craquements secs, avant leur ramollissement, et après le ramollissement l'expectoration offrait bien le caractère purulent, mais il n'a jamais observé ni toux, ni sueurs nocturnes, ni hémoptysies. Du reste, la concomitance syphilitique, jointe aux commémoratifs, eût suffi pour lever tous les doutes.

Pour moi, plein de confiance dans l'infaillibilité des moyens de diagnostic que nous devons au génie de l'immortel Laennec, tout en m'appuyant sur des témoignages aussi graves que ceux de MM. Barth, Roger et Fournet, je terminerai cette digression, déjà trop longue, en disant que l'expérience m'ayant démontré que le craquement est le signe pathognomonique le plus certain de la présence du tubercule, sa disparition doit nécessairement impliquer la disparition du tubercule, surtout lorsque cette modification stéthoscopique vient, comme dans les observations relatées plus haut, coïncider avec une amélioration sensible dans l'ensemble de l'organisme.

Par quels moyens les Eaux-Bonnes sont-elles parvenues à ce résultat final? Est-ce par voie de transformation crétacée, ainsi que la science paraît portée à l'admettre? Est-ce par voie de résorption, ainsi que mon honorable et savant confrère, M. le docteur Hérard, tend à le prouver? Sans oser me prononcer d'une manière positive pour l'une ou pour l'autre de ces deux doctrines, n'y étant pas suffisamment autorisé par mes expériences personnelles, je ne dissimulerai pas les tendances que j'éprouve à croire avec M. Hérard que la matière tuberculeuse est susceptible d'être résorbée, et qu'ici les Eaux-

Bonnes ont fait l'office d'agent de résorption. Du reste, qu'il me soit permis de citer, à l'appui de cette manière de voir, le compte rendu succinct que mon honorable et ingénieux confrère M. le docteur Mandl a l'obligeance de me communiquer sur les expériences toutes récentes dont il vient d'entretenir l'Académie des sciences (2, avril 1860).

NOTE COMMUNIQUÉE PAR LE DOCTEUR MANDL.

« Dans mes recherches sur la structure intime des
« tubercules (*Archives générales de médecine,* 1855), je
« suis arrivé à considérer ces productions comme étant
« privées de toute organisation et composées uniquement
« par une substance amorphe, solide, qui résulte de la
« coagulation d'une matière précédemment dissoute
« dans le sang, puis exsudée. J'ai comparé ces éléments
« amorphes avec d'autres analogues dans diverses mala-
« dies et je crois avoir démontré que l'histologie patho-
« logique ne fournit pas des caractères différentiels suf-
« fisants.

« J'ai continué ces études en examinant les causes
« diverses qui produisent une exsudation tuberculeuse
« soit dans les poumons, soit dans d'autres organes. En
« analysant les diverses maladies qui suivent une marche
« analogue à celle de la phthisie tuberculeuse, sujet
« d'études que nous exposerons prochainement dans un
« travail sur le diagnostic de cette maladie, j'ai été frappé
« de la coïncidence si fréquente de la tuberculisation avec
« le diabète. Je me suis demandé quelle pouvait être l'in-
« fluence du glucose, répandu dans tout l'organisme,
« pénétrant tous les tissus, sur la production des tuber-
« cules.

« Pour aborder la solution de ce problème, j'ai cru

« devoir étudier d'abord l'action directe des solutions
« sucrées sur les organes de la respiration, en faisant sé-
« journer des animaux aquatiques dans ces solutions. Au
« bout d'un certain temps, nous les avons vus périr con-
« stamment. C'est le résultat de l'arrêt de la circulation,
« dans les branchies, déterminé lui-même par l'osmose
« (endosmose et exosmose), c'est-à-dire l'échange qui se
« fait entre la solution sucrée et les éléments du sang,
« à travers les membranes animales. Le sang devient
« moins liquide et ne peut plus circuler par la perte suc-
« cessive, d'abord de l'eau, puis des matières plastiques,
« puis de la matière colorante. Il y a donc exsudation
« des matières plastiques, comme résultat de l'action
« osmotique des sucres en général et du glucose en par-
« ticulier (Académie des sciences, 2 avril 1860).

« Le tubercule du diabétique peut-il être considéré
« comme une exsudation plastique analogue, produite
« par l'osmose exercée par le glucose? C'est une conclu-
« sion qu'il serait déjà permis de tirer des expériences
« précédentes; cependant nous voulons la prouver par
« de nouvelles recherches dont les résultats acquis
« jusqu'à présent viennent à l'appui de notre opinion,
« mais dont le nombre restreint nous impose encore
« beaucoup de réserve.

« On comprend toute l'importance de ces faits pour
« la médecine pratique, car on sait que les exsudations
« peuvent être résorbées. »

Enfin l'action médicatrice des Eaux-Bonnes a-t-elle
été purement locale? n'a-t-elle atteint que l'élément anatomique de la maladie? Circonscrite dans ses effets, s'est-
elle bornée à favoriser ces temps d'arrêt qui, parfois,
signalent spontanément la marche de la phthisie pulmonaire?

Evidemment non, car s'il en eût été ainsi, une seconde évolution tuberculeuse, plus terrible que la première car on sait que ce ne sont pas les premiers tubercules qui tuent d'ordinaire, n'eût pas tardé à se révéler et nous eût rapidement convaincu de notre illusion.

Ainsi donc, comme l'élément anatomique de la maladie, l'élément diathésique a été également combattu par l'action dynamique de l'agent hydro-sulfureux.

Du reste, reconnue bien avant moi, d'abord par l'illustre Bordeu, dans son *Mémoire sur les propriétés thérapeutiques des Eaux-Bonnes*, et, plus tard, par mes honorables maîtres, MM. Andrieu [1] et Darralde [2], cette action spécifique ne saurait être, je suppose, révoquée en doute par les assertions purement gratuites de quelques auteurs, dont le témoignage ne repose en aucune façon sur une expérience personnelle suffisante.

L'état actuel des connaissances que nous possédons en chimie minérale nous autorise-t-il à rattacher la raison d'être de cette action thérapeutique spéciale des Eaux-Bonnes à leur composition chimique? Un chimiste d'un mérite incontestable, M. le professeur Filhol, dans son ouvrage sur les *Eaux minérales des Pyrénées*, répond dans ces termes à cette question : « Les propriétés « physiques et chimiques de ces eaux les distinguent de « la plupart des autres sources sulfureuses de la chaîne « des Pyrénées, et justifient l'action toute spéciale qu'on « leur attribue dans le traitement de certaines affec- « tions des voies respiratoires. »

Ainsi donc, d'après ce savant chimiste, la spécificité thérapeutique des Eaux-Bonnes serait subordonnée à la spécialité de leur composition chimique.

Si nous jetons, pour plus d'éclaircissement, un coup

---

[1] *Essai sur les Eaux-Bonnes*, loc. cit.

[2] Constantin James, *Guide pratique*, loc. cit.

d'œil comparatif sur la combinaison moléculaire des principes minéralisateurs qui entrent dans la composition chimique de chacune des sources sulfureuses qui sont, comme les Eaux-Bonnes, applicables au traitement de la phthisie pulmonaire, un fait nous frappe tout d'abord : c'est la proportion plus considérable de *chlorure de sodium* que ces eaux renferment, comparée à celle que l'analyse chimique constate non-seulement dans les eaux sulfureuses des Pyrénées, mais dans les eaux sulfurées calciques d'Enghien, d'Allevard, de Pierrefonds , et sulfurées sodiques de Saint - Honoré - les-Bains.

Les Eaux-Bonnes se distinguent encore de toutes ces eaux par leur richesse en matière organique et par leur faible alcalinité, leur moindre quantité de silice et la quantité plus considérable de sulfate de chaux. (Filhol, *loc. cit.*, p. 375.)

Cette différence de chloruration sodique, en faveur des Eaux-Bonnes, me paraît avoir, dans la question qui nous occupe, une importance relative, incontestable ; je ne puis résister au désir de relater ici l'analyse toute récente que **M.** le professeur Filhol vient de faire de la source *Vieille* des Eaux-Bonnes, et que je dois à son obligeance de pouvoir soumettre à l'appréciation du lecteur.

Pour 1 kilogramme d'Eaux-Bonnes (source de la Buvette), **M.** Filhol a trouvé les résultats suivants :

Sulfure de sodium	$0^{gr},0210$
— de calcium	Traces
Chlorure de sodium	$0 ,2640$
Silicate de soude	$0 ,0310$
Sulfate de soude	} Traces
— de magnésie	}
Sulfate de chaux	$0 ,1750$
A reporter	$0^{gr},4910$

Report............	0ᵍʳ,4910
Silice......................	0 ,0320
Matière organique.............	0 ,0480
Borate de soude..............	
Iode........................	
Fer.........................	Traces
-Phosphate..................	
Fluor.......................	
Total..............	0ᵍʳ,5710

Filhol. (juin 189.)

Faite à la source même, cette analyse offre une valeur significative autrement importante que celle qui est rapportée par M. le docteur Rotureau, dans son ouvrage sur les *Eaux principales de l'Europe*, p. 856, et qui résulte des recherches de M. O. Henry, en 1856, sur de l'eau minérale *transportée*.

Toutefois, je m'empresse de faire observer qu'en signalant ce fait purement chimique je n'entends en aucune façon en inférer que l'action spécifique des Eaux-Bonnes dans la phthisie pulmonaire relève exclusivement de leur richesse en chlorure de sodium. Certes, je suis loin de croire que la puissance thérapeutique d'une eau minérale dépende absolument du principe minéralisateur qui y prédomine et que les indications particulières qu'elle peut remplir soient exclusivement dues à l'action isolée de cet élément chimique. Déjà portée devant votre Société, cette question fut résolue d'une manière aussi brillante que complète par mes honorables confrères, MM. Pâtissier, Durand-Fardel, Rotureau et Cahen (séances des 7-16 mars 1857). Evidente en ce qui concerne le mode d'action des eaux ferrugineuses et alcalines, cette doctrine est encore plus frappante en ce qui touche aux eaux sulfureuses de Bonnes. Si, en effet, les propriétés curatives de cette eau ne reposaient exclusivement que sur son degré élevé de chloruration sodique, il s'ensuivrait que les eaux de Nauheim, par exemple, qui, de toutes les eaux chlorurées sodiques, sont, comme on le sait, les plus riches en chlorure de sodium (d'après Bromeils, elles contiennent 72,1151 chlorure sodium), devraient avoir dans la phthisie pulmonaire une efficacité thérapeutique bien autrement supérieure à celle dont jouissent les Eaux-Bonnes. Or, ainsi que nous le déclare M. le docteur Rotureau (*Etudes sur les eaux de Nauheim*, 1856, p. 125-126), ces eaux sont susceptibles de produire au contraire dans cette maladie des effets désastreux.

Je reconnais donc avec mon illustre maître, le docteur Andrieu, qu'une eau minérale est un médicament complexe qui agit comme une unité, et qu'admettre, avec M. A. Latour, *que les Eaux-Bonnes agissent dans la phthisie pulmonaire, non parce qu'elles sont sulfureuses, mais quoique sulfureuses et uniquement parce qu'elles contiennent du chlorure de sodium*, serait à mon avis une grave erreur, qui peut être une vérité en chimie, mais que la clinique dément.

Aussi, moins absolu que mon savant confrère, M. le docteur A. Latour, je serais porté à croire que le chlorure de sodium, outre l'action réparatrice et plastique que ce principe chimique exerce sur le sang diffluent et appauvri des phthisiques, puise encore une propriété spéciale dans son mode mystérieux d'association moléculaire avec les autres éléments minéralisateurs qui entrent dans la constitution chimique des Eaux-Bonnes.

Enfin, de toutes les considérations qui précèdent, je déduis les conclusions suivantes :

1° Administrées dans certains états morbides des voies respiratoires mal définis dans leur expression symptomatique, sur la nature desquels le médecin éprouve de sérieuses difficultés à asseoir un diagnostic précis, particulièrement dans ces états pathologiques dont parle

M. le docteur Louis (***Recherches sur la phthisie***), où le tubercule encore à l'état de granulation ne peut révéler sa
présence par aucun signe stéthoscopique sérieux, les
Eaux-Bonnes peuvent, à l'aide de cette propriété révélatrice sur laquelle j'ai appelé votre attention dans le cours
de ce travail, agir à la façon d'une pierre de touche et
lever tous les doutes.

2º Prises au premier degré de la *phthisie pulmonaire
torpide*, c'est-à-dire dans les cas où le tubercule, encore
à l'état de crudité ou de granulations grises, se trouve
greffé sur une constitution lymphatique ou scrofuleuse,
les Eaux-Bonnes font préalablement disparaître la congestion épigénétique, péri-tuberculeuse, concomitante,
et par leur action élective sur les organes respiratoires
déterminent la transformation de l'élément anatomique
de la maladie, tout en détruisant l'élément diathésique
par l'action dynamique qu'elles exercent sur l'ensemble
de l'organisme.

3º Impuissantes, quand elles ne sont pas dangereuses,
aux deux autres périodes de la *phthisie torpide*, les Eaux-
Bonnes sont formellement contre-indiquées toutes les
fois que la tuberculose revêt la forme *éréthique,* quelle
que puisse être d'ailleurs la période à laquelle se trouve
déjà parvenu le tubercule.

4º C'est par une erreur faussement accréditée que l'on
considère les Eaux-Bonnes comme susceptibles de provoquer, dans la plupart des cas, des hémoptysies ou d'en
favoriser inévitablement le retour : cet accident n'étant
à redouter que lorsque l'agent hydro-minéral est con-
seillé dans des conditions qui en contre-indiquent l'administration.

FIN.